RALF MOLL

Typgerecht
entsäuern

Den Stoffwechsel sanft ins
Gleichgewicht bringen

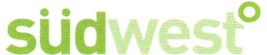

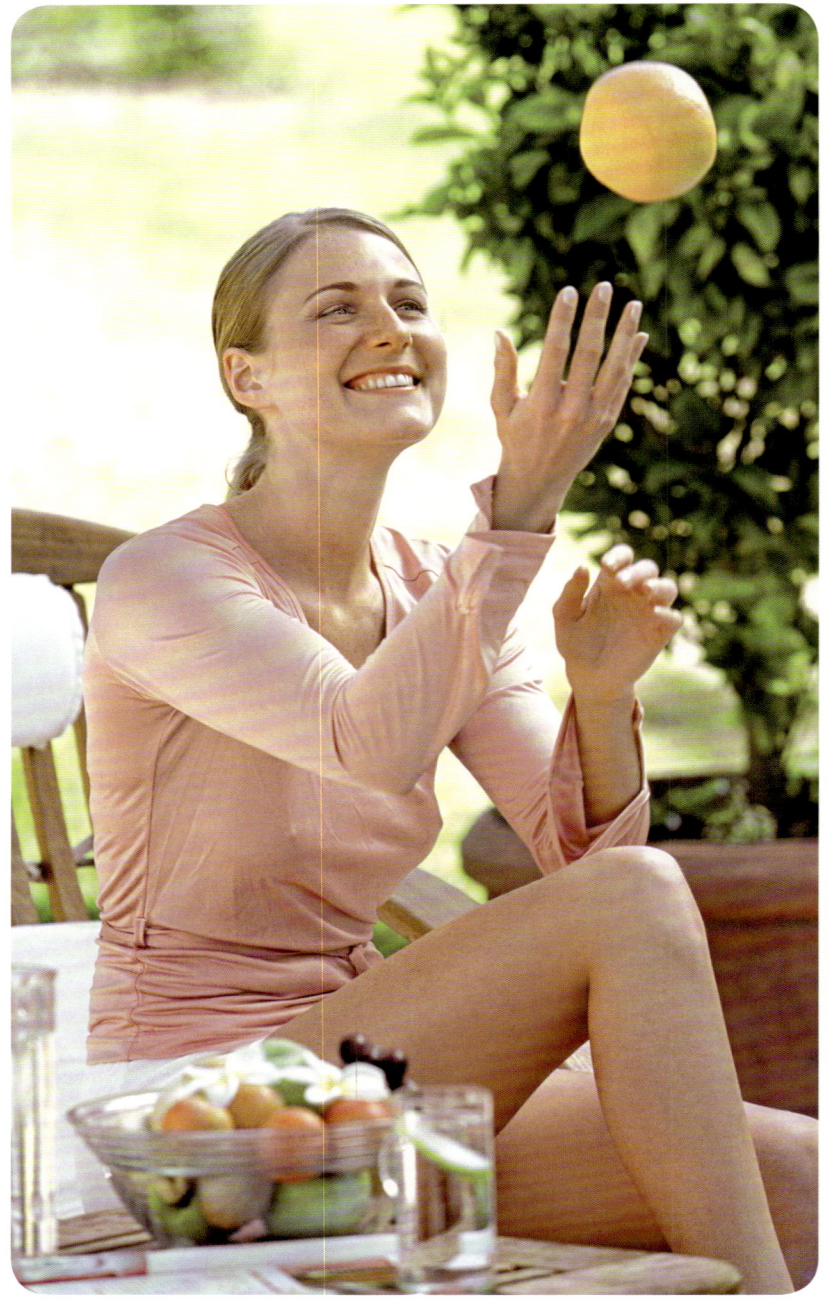

Inhalt

Endlich **richtig entsäuern**

Als Leiter eines Fastenwanderzentrums im Schwarzwald beschäftige ich mich seit 15 Jahren mit der typgerechten Entsäuerung des Stoffwechsels. In diesem Zentrum führen wir typgerechtes Fasten durch, die Teilnehmer können zwischen Säftefasten, Suppenfasten und Früchtefasten wählen. Somit kann jeder entsprechend seinem Naturell individuell entsäuern.

An das Fasten sollte sich eine typgerechte Ernährung anschließen, um den Säure-Basen-Haushalt optimal im Gleichgewicht zu halten. Durch die typgerechte Entsäuerung konnte ich vielen Menschen neben einer besseren Fitness und Gesundheit die Freude an einer gesunden Ernährungs- und Lebensweise vermitteln.

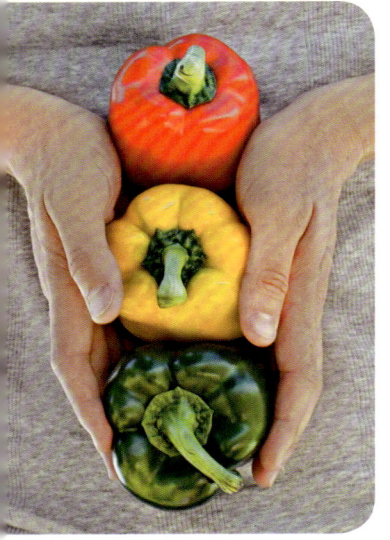

Entlasten Sie Ihren Körper durch eine typgerechte Kost.

Der Schlüssel – typgerechte Ernährung

Wir wissen heute eine Menge über Kalorien, Vitamine und Mineralien, wir kennen den Fettgehalt der Lebensmittel, doch wir wissen nicht, welche Lebensmittel säurebildend, neutral oder basenbildend sind. Wir wissen auch nicht, welche Lebensmittel den Körper kühlen und welche ihn wärmen. Wichtig ist auch, etwas über die individuelle Stoffwechselgeschwindigkeit zu wissen: Es gibt Schnell-, Langsam- und Normalverbrenner. Hiermit ist die Fähigkeit gemeint, wie schnell oder langsam die Nährstoffe in

Energie umgewandelt werden können. Schnellverbrenner und Langsamverbrenner benötigen unterschiedliche Lebensmittel, um ihren Stoffwechsel mit der Ernährung auszugleichen.

Der Anfang – typgerechte Entsäuerung

In diesem Buch erfahren Sie mithilfe des Typen-Fragebogens, welcher Stoffwechseltyp bzw. welches Naturell Sie sind und wie Sie optimal entsäuern. Grundlage bildet die jahrtausendealte ayurvedische Lehre mit der Typeneinteilung in Vata, Pitta und Kapha sowie die Einteilung nach Carl Huter in Empfindungs-, Bewegungs- und Ernährungsnaturell. Darüber hinaus bringe ich meine Erfahrungen und Ergebnisse von Studien aus den letzten 15 Jahren leitender Tätigkeit in einer Fachklinik für Ernährungsmedizin sowie aus meinem Fastenwanderzentrum ein. Und diese zeigen: Die tägliche Ernährungstherapie war immer erfolgreicher, wenn die Entsäuerung typgerecht durchgeführt wurde. Wenn Sie sich an die Empfehlungen für Ihren Typ halten, werden sich Ihre Leistung, Ihr Wohlbefinden, der gesamte Säure-Basen-Haushalt automatisch verbessern. Im Mittelpunkt der Säure-Basen-Regulation stehen vier Punkte, die sich durch eine basenbildende Ernährung im Gleichgewicht befinden sollten:

- Wärmehaushalt
- Stoffwechsel und Ausscheidung
- Verdauung
- Körpergewicht

Falls die Ernährung zu stark säurebildend ist, stellen sich gesundheitliche Probleme ein, die reguliert werden müssen. Durch die typgerechte Entsäuerung wird Ihnen das Essen richtig Spaß machen, es gibt keine Verbote oder Dogmen, sondern lediglich typgerechte Richtlinien. Das Wohlbefinden des Einzelnen steht im Vordergrund.

Ich wünsche Ihnen viel Spaß und Erfolg bei der Umsetzung,
Ralf Moll

Übersäuert –
was ist das?

In der heutigen Zeit ist die Übersäuerung des Stoffwechsels ein zentrales Thema. Stress, Bewegungsmangel und schlechte Essgewohnheiten gehören zu unserem Alltag, und so ist es nicht einfach, langfristig vital und leistungsfähig zu bleiben.

Säuren und Basen als Stoffwechselakteure

In der Naturheilkunde sind fast alle gesundheitlichen Störungen Ausdruck eines gestörten Säure-Basen-Haushalts. Denn der Säure-Basen-Haushalt reguliert alle Stoffwechselabläufe im Körper. Unser Körper besteht zu rund 30 Prozent aus sauren und zu rund 70 Prozent aus basischen Säften. Der Magensaft z. B. ist der sauerste Saft im Körper, der Saft der Bauchspeicheldrüse ist dagegen stark basisch. Wenn alle Organe ihre Funktionen ungestört durchführen können, ist der Säure-Basen-Haushalt in Ordnung. Doch bei allen gesundheitlichen Beschwerden ist das Säure-Basen-Gleichgewicht zur sauren Seite hin verschoben.

Dazu kommt es, wenn die Ernährung über Jahre hinweg zu stark säurebildend ist und nicht dem persönlichen Naturell entspricht. Dann ist eine regelmäßige Ausscheidung der Stoffwechselsäuren nicht mehr möglich. Die Säuren werden im Gewebe eingelagert, und eine Übersäuerung des Bindegewebes entsteht.

Magen-Darm-Probleme gehören zu den ersten Anzeichen einer Übersäuerung. Jede Darmschwäche bedeutet, dass zu viele Gifte und Fäulnisstoffe von dort ins Blut und somit in den gesamten Stoffwechsel gelangen. Weitere Anzeichen sind Müdigkeit sowie Harnsäureablagerungen in Haut, Bindegewebe und Gelenken, die dort verschiedene rheumatische und allergische Erkrankungen hervorrufen. Auch bei vielen Hauterkrankungen ist der Säure-Basen-Haushalt aus dem Gleichgewicht geraten.

Da jeder Mensch anders ist und unterschiedliche Schwachstellen hat, machen sich die Beschwerden auch unterschiedlich bemerkbar.

Der individuelle Säure-Basen-Check

Der Säure-Basen-Haushalt des Körpers hängt mit dem Wärmehaushalt, dem Verdauungssystem, dem Stoffwechsel inklusive der Ausscheidung und mit dem Gewicht zusammen. Wenn all diese Faktoren im Gleichgewicht sind, kann der Stoffwechsel die benötigte Energie aus der Nahrung bereitstellen; dann wird das Essen ideal verbrannt, und die dabei anfallenden Säuren werden größtenteils über die Nieren ausgeschieden. Wie sieht eigentlich Ihr persönlicher Säure-Basen-Haushalt aus? Machen Sie den kleinen Test auf der folgenden Seite.

INFO

Säurebildend, neutral und basenbildend

Säurebildende Lebensmittel

Fleisch, Wurst, Fisch, Eier, Quark, Käse, Milch und Milchprodukte, Geflügel, Limonade, Kaffee, schwarzer Tee, Alkohol, Fertigprodukte, raffinierte Fette, Zucker, Fast Food, Light-Produkte, Fertigwürzmittel

Neutrale Lebensmittel

Butter, Sahne, saure Sahne, Buttermilch, native Öle (extra vergine), Wasser ohne Kohlensäure, säurearmer Kaffee

Basenbildende Lebensmittel

Kartoffeln, Gemüse, Salat, Sauerkraut, frisch gepresste Gemüsesäfte, frische Kräuter und Gewürze, Getreide, Dinkel- oder Roggensauerteigbrot, Nudeln, Reis, reifes Obst, Gemüsesuppen, Trockenfrüchte, Hülsenfrüchte

---

INFO

Säure-Basen-Check Bitte kreuzen Sie die zutreffende Antwort an.

	Ja	Nein
Fingernägel		
Brüchige Fingernägel	☐	☐
Längs- oder Querrillen in den Fingernägeln	☐	☐
Haare		
Haarausfall	☐	☐
Sprödes, glanzloses Haar	☐	☐
Beweglichkeit		
Gelenksteife, besonders morgens	☐	☐
Gelenkschmerzen, z. B. in Händen und/oder Füßen	☐	☐
Gicht, Arthrose	☐	☐
Leistung und Vitalität		
Müdigkeit, Kraftlosigkeit, Energielosigkeit	☐	☐
Depressive Verstimmungen	☐	☐
Schlafstörungen	☐	☐
Regelmäßiger Nikotinkonsum	☐	☐
Regelmäßiger Konsum chemischer Medikamente	☐	☐
Regelmäßiger Genuss von Alkohol und/oder Kaffee	☐	☐
Verdauung und Darm		
Blähungen, Blähbauch, Völlegefühl	☐	☐
Verstopfung	☐	☐
Durchfall, breiiger Stuhl	☐	☐
Haut		
Unreine Haut, Akne	☐	☐
Ekzeme, Neurodermitis	☐	☐
Übermäßiges Schwitzen	☐	☐

	Ja	Nein
Wärmehaushalt		
Ständiges Frieren, kalte Hände und Füße	☐	☐
Helle, weiße Finger, besonders bei Kälte	☐	☐
Herz-Kreislauf-Beschwerden		
Häufige Kreislaufbeschwerden	☐	☐
Hoher Blutdruck	☐	☐
Niedriger Blutdruck	☐	☐
Erhöhte Cholesterinwerte	☐	☐
Stoffwechsel		
Rasche Gewichtszunahme	☐	☐
Mühsame Gewichtsabnahme	☐	☐
Keine Gewichtszunahme, Neigung zu Untergewicht	☐	☐
Schilddrüsenunterfunktion	☐	☐
Schilddrüsenüberfunktion	☐	☐
Ausscheidung		
Wassereinlagerungen	☐	☐
Häufige grippale Infekte	☐	☐
Schlechte Ausscheidung	☐	☐
Mangelnder Durst	☐	☐

Wie viele Ja-Antworten haben Sie angekreuzt?

Die Symptome mit den Ja-Antworten sind die ersten Probleme, die bei Übersäuerung auftreten. Werden Sie deshalb jetzt aktiv und entsäuern Sie typgerecht. Falls Sie keine Beschwerden haben, umso besser – dann erfahren Sie, wie Sie Ihren Säure-Basen-Haushalt im Gleichgewicht halten können und was Ihnen guttut.

Erfolg durch **typge-rechte Entsäuerung**

Die Erfolge der intensiven, typgerechten Entsäuerung spüren Sie schon nach einer Woche. Sie fühlen sich vitaler und wohler, haben einfach mehr Energie, und Ihr Magen-Darm-Trakt arbeitet besser. Auch das Gewicht macht vielen Menschen große Sorgen. Sie haben sicher vom Jo-Jo-Effekt der Diäten gehört. Manche kämpfen aber auch mit dem gegenteiligen Problem: anhaltendem Untergewicht.

Das Individuum sehen

Nur das ist gesund, was Ihr Magen-Darm-Trakt auch verdauen kann. Auch wenn Sie die Ernährung, die optimal zu Ihrer Konstitution und Ihrer Verdauungskraft passt, erst eine kurze Zeit praktizieren, werden Sie schon bald viel mehr Energie haben und sich vitaler fühlen. Durch meine jahrelangen Erfahrungen in meinem Fastenwanderzentrum mit vielen tausend Menschen konnte ich täglich feststellen, dass der Weg der typgerechten Entsäuerung ein sehr erfolgreicher Weg ist, da für jeden Einzelnen das Beste empfohlen werden kann.

Typenlehre – die verschiedenen Naturelle

Huter und Kupfer teilen die Menschen in Empfindungs-, Bewegungs- und Ernährungsnaturelle sowie in Mischtypen ein. In der jahrtausendealten indischen Lehre des Ayurveda erfolgt die Einteilung in Vata-, Pitta- und Kapha-Typen, was der Einteilung nach Huter in den Grundzügen entspricht. Mit Vata ist im Ayurveda Geist gemeint, mit Pitta Seele, und mit Kapha ist der Körper gemeint. Vata entsteht aus einer Mischung von Äther und Luft, Pitta aus einer Mischung von Feuer und

Wasser und Kapha aus einer Mischung von Wasser und Erde. Demnach ist mit Vata die Eigenschaft der Emotionalität verbunden, mit Pitta die der Leidenschaft, des Temperaments und mit Kapha die der Erdverbundenheit. Entsprechend sind die »ätherischen« Vata-Naturelle hinsichtlich ihrer Konstitution eher zu dünn, die geerdeten Kapha-Naturelle dagegen kämpfen immer mit den Pfunden und möchten abspecken.

Die Bedeutung der Naturelle für die Ernährung ist eindeutig. Während in der westlichen Welt allgemeine Theorien über Kalorien, Vitamine, Mineralien und Nährstoffe existieren, beurteilt die Typenlehre im Ayurveda den Wärmehaushalt, den Stoffwechsel samt der Ausscheidung, die Verdauungsleistung und das Gewicht des Einzelnen.

Mit den Begriffen »Konstitution«, »Typ« oder »Naturell« beschreiben wir die individuellen Merkmale, die jeder Mensch besitzt. Durch die Typologie oder Konstitutionslehre erfährt jeder mehr über sich selbst, über seine Vorlieben, seine Schwächen und Stärken und darüber, wie seine ideale Ernährung aussehen könnte. Es sollte allerdings immer wieder betont werden, dass die Einteilung in bestimmte Naturelle nur eine Hilfestellung bietet, die Reaktionen des Körpers besser zu verstehen. Es darf natürlich kein stereotypes Schubladendenken entstehen, denn jeder Mensch ist immer individuell und einzigartig.

Seinem Naturell entsprechend leben

Jeder Mensch kommt mit einem bestimmten Naturell auf die Welt. Diese Naturelle bestimmen unser energetisches Potenzial, unseren Stoffwechsel und Wärmehaushalt, unsere Verdauungsleistung, unser Aussehen und unsere Statur, ja sogar unseren Charakter. Jedes Naturell lebt und handelt nach seinen Stärken und Schwächen.

Für jeden Typ ist eine bestimmte typgerechte Ernährungs- und Lebensweise optimal, d. h. sie wirkt unterstützend und regulierend. Hält er sich nicht an die Empfehlungen seines Typs, kann er geschwächt oder sogar krank werden. Anfangs machen sich durch die Übersäuerung lediglich

INFO

Wenn Sie bestimmte Lebensmittel reduzieren sollen, heißt das nicht, dass Sie diese ganz aus Ihrem Essensplan streichen müssen. Die Empfehlung besagt lediglich: diese Lebensmittel nur ab und zu und in kleinen Mengen verzehren.

Zipperlein bemerkbar, beispielsweise Müdigkeit, brüchige Fingernägel, Sodbrennen oder Haarausfall. Wenn diese ersten Anzeichen einer beginnenden Übersäuerung nicht ernst genommen werden, können Jahre später schlimmere Probleme entstehen. Die Grundregel in der Typenlehre lautet: Wer sein Naturell lebt, bleibt gesund, d. h. im Säure-Basen-Gleichgewicht; wer sein Naturell nicht lebt, wird krank und gerät ins Säure-Basen-Ungleichgewicht.

Der große Typentest – welcher Typ sind Sie?

Typgerecht zu leben und sich typgerecht zu ernähren heißt, auf seine individuellen Bedürfnisse zu hören. Keine Ernährung oder Lebensweise ist »richtig« oder »falsch«, sondern lediglich passend oder unpassend – und zwar nur in Bezug auf ein bestimmtes Naturell. Somit sollte sich jeder Mensch nach seinem individuellen Typ ernähren und entsprechend leben, um das Optimale aus seinem Naturell herauszuholen.

Mit dem einfachen Typentest auf den folgenden Seiten (siehe S. 12ff.) können Sie herausfinden, welches Naturell Sie sind. In den Kapiteln, die sich an den Test anschließen (siehe S. 16ff.), erfahren Sie mehr zu den individuellen Bedürfnissen, Schwächen und Stärken Ihres Typs.

Die folgenden Beschreibungen der drei Naturelle stellen keine Bewertung dar, denn jeder Mensch ist mit seinen Talenten und Veranlagungen etwas Besonderes. Sie stellen demnach keine Einteilung in gut und schlecht dar, sondern sollen Ihnen dazu dienen, Ihre Stärken zu stärken und Ihre Schwächen zu kennen und zu verbessern.

Welches Naturell sind Sie?

	Ernährungsnaturell (Kapha)
Wie groß sind Sie?	☐ mittelgroß
Wie ist Ihre Statur?	☐ kräftig, übergewichtig
Wie ist Ihre Kopfform?	☐ eher rundlich, mit weichen Gesichtszügen
Wie sind Ihre Augen?	☐ groß
Wie ist Ihr Blick?	☐ ruhig und sanft
Wie ist Ihre Hautbeschaffenheit?	☐ fettig, weich
	☐ normal durchblutet
Wie ist Ihre Haarstruktur?	☐ fettig, kräftig
	☐ eher dunkler Typ
Wie sind Ihre Hände?	☐ eher groß und fleischig
Wie ist Ihr Gemüt?	☐ ruhig und ausgeglichen
	☐ nicht aus der Ruhe zu bringen
	☐ eher träge
	☐ gelassen
	☐ nehme mir Zeit
	☐ großzügig, vergebend
	☐ bedachtsam, methodisch
Wie ist Ihr Biorhythmus?	☐ besonders leistungsfähig vormittags und am frühen Abend
	☐ langer und tiefer Schlaf
	☐ ausdauernd
	☐ Abneigung gegen feuchtkaltes Wetter

Bewegungsnaturell (Pitta)	Empfindungsnaturell (Vata)
☐ eher groß	☐ eher klein
☐ sportlich, muskulös	☐ schlank, zierlich
☐ eher länglich, mit markanten Gesichtszügen	☐ klein und zart
☐ mittelgroß	☐ klein
☐ fest blickend, fixierend	☐ wach, rasches Erkennen von Details
☐ empfindlich, Sommersprossen	☐ trocken, rissig
☐ stark durchblutet	☐ Neigung zu Blässe
☐ dünn, weich	☐ trocken, spröde
☐ eher rötlich-blonder Typ	☐ eher brauner Typ
☐ mittelgroß, gut durchblutet	☐ eher klein und grazil
☐ temperamentvoll	☐ sehr sensibel
☐ ungeduldig, kritisch	☐ neige zu Sorgen und Ängsten
☐ viel Power	☐ schnell erschöpft
☐ Perfektionist	☐ spontan
☐ starker Wille	☐ ideenreich
☐ starke Durchsetzungskraft	☐ begeisterungsfähig
☐ leicht erregbar, Hitzkopf	☐ rasche Auffassungsgabe
☐ besonders leistungsfähig am Mittag und am Abend	☐ besonders leistungsfähig am frühen Morgen und am Nachmittag
☐ kurzer, aber tiefer Schlaf	☐ leichter Schlaf
☐ energievoll, leistungsfähig	☐ neige zu Erschöpfung bei Anstrengung
☐ Abneigung gegen Hitze	☐ Abneigung gegen kaltes, windiges Wetter

	Ernährungsnaturell (Kapha)
Welche körperlichen Schwächen haben Sie?	☐ Atemwegserkrankungen ☐ Herz-Kreislauf-Probleme ☐ Bluthochdruck
Welchen Beruf üben Sie aus?	☐ bin in der Wirtschaft tätig ☐ bodenständiger Beruf
Wie ist Ihr Wärmehaushalt?	☐ ausgeglichen
Wie ist Ihr Hungergefühl?	☐ Ich kann Mahlzeiten leicht ausfallen lassen.
Wie ist Ihre Verdauung?	☐ träge Verdauung
Nehmen Sie schnell zu?	☐ nehme sehr schnell zu
Haben Sie Verdauungsbeschwerden?	☐ Völlegefühl oder Müdigkeit nach dem Essen
Zum Frühstück wähle ich eher ...	☐ Rührei mit Würstchen und Speck
Als Mittagessen wähle ich eher ...	☐ Schweinshaxe mit Knödel, Sauerkraut
Zum Nachtisch wähle ich eher ...	☐ Süßes, z. B. Sahnetorte
Was sind Ihre Geschmacksvorlieben?	☐ deftig, herzhaft, fettig, große Portionen
Wenn ich länger als vier Stunden nichts esse ...	☐ macht mir das nichts aus
Welchen Stellenwert hat Essen für Sie?	☐ einen großen Stellenwert, für mich ist Essen Genuss und Belohnung
Gesamtpunktzahl	☐ **Punkte Kapha-Typ**

Auswertung

1. Addieren Sie pro Spalte die einzelnen Kreuze.
2. Ist die Gesamtanzahl eines Naturells deutlich höher als die beiden anderen, so ist dieses Naturell Ihr Hauptnaturell.

Bewegungsnaturell (Pitta)	Empfindungsnaturell (Vata)
☐ Allergien	☐ Kopfschmerzen
☐ Gelenkbeschwerden	☐ Magen-Darm-Probleme
☐ Hautkrankheiten, Entzündungen	☐ Schlafstörungen
☐ bevorzuge Führungspositionen	☐ kreativ, musisch, erfinderisch
☐ genieße Herausforderungen	☐ »helfender« Beruf
☐ Mir ist immer warm.	☐ Ich friere schnell.
☐ Ich habe ständig Hunger.	☐ unregelmäßig, brauche Zwischenmahlzeiten
☐ sehr starke Verdauung	☐ unregelmäßig
☐ kann viel essen – nehme nicht an Gewicht zu	☐ kann essen, was ich will, neige eher zu Untergewicht
☐ Neigung zu Sodbrennen	☐ Verstopfung oder Blähungen
☐ Belegtes Brötchen mit Wurst, Käse, Ei, Marmelade	☐ (warmer) Getreidebrei mit Früchten (Müsli)
☐ Rindersteak mit Pommes, Salat	☐ warme cremige Suppe, Nudeln mit Tomatensauce
☐ Süßes, z. B. Pudding, Kuchen	☐ Joghurt mit Früchten
☐ nicht so wählerisch, esse oft Fast Food, Hauptsache viel	☐ warm, leicht, sehr wählerisch, kleine Portionen
☐ werde ich hungrig, ungeduldig	☐ bekomme ich Unterzucker, werde nervös
☐ einen großen Stellenwert, es muss jedoch schnell gehen	☐ nicht so wichtig, manchmal vergesse ich es auch
☐ **Punkte Pitta-Typ**	☐ **Punkte Vata-Typ**

3. Ist die Gesamtanzahl zweier Naturelle in etwa gleich hoch, so sind Sie ein Mischnaturell aus diesen beiden Naturellen (sehr häufig).
4. Ist die Gesamtanzahl dreier Naturelle in etwa gleich hoch, so sind Sie ein Mischnaturell aus allen drei Naturellen (sehr selten).

Ernährungsnaturell –
der Kapha-Typ

Ernährungsnaturelle werden von den Elementen Wasser und Erde dominiert und sind damit ruhige, beständige und ausgeglichene Zeitgenossen. Sie haben meist einen stabilen, mittelgroßen und schweren Körperbau. Sie gehen Dinge methodisch und langsam an. Sie überlegen lange und in Ruhe und treffen keine Spontanentscheidungen.

Allgemeines

Menschen mit viel Ernährung in ihrem Naturell sind vital, kräftig und ausgeglichen. Sie neigen zu einer glatten und eher fettigen Haut, die Haare sind kräftig, dicht und meist dunkel. Typisch für sie ist ihre Gelassenheit, sie bringt so schnell nichts aus der Ruhe. Sie gehen Dinge methodisch und mit Zeit an. Sie sind Genießer, Essen bedeutet für sie Lebensfreude, Genuss und Entspannung zugleich. Das Hungergefühl der Ernährungsnaturelle ist sehr gering, ihre Verdauung sehr träge. Sie essen jedoch gern und reichhaltig, lieben Süßes, Alkohol und fettes Essen. Diese Typen nehmen sehr schnell zu und haben in der Regel mit Übergewicht zu kämpfen; untergewichtig sind sie nie. Ernährungsnaturelle haben einen langsamen Stoffwechsel und wandeln die Nährstoffe nur schlecht in Energie um. Deshalb essen sie verstärkt Süßwaren in Form von Zucker. Kurzfristig bringen ihnen diese zuckerhaltigen Lebensmittel Energie, doch dauerhaft ist das Gegenteil der Fall. Denn der hohe Zuckerkonsum treibt den Insulinspiegel in die Höhe, was zu einer stärkeren Umwandlung von Zucker in Fett führt. Die Folgen sind Übergewicht und ein noch langsamerer Stoffwechsel. Blutzuckererhöhung und Diabetes sind Ausdruck der jahrelangen Säure-Basen-Störung. Das Genussverhalten führt zudem zu einer Verschlackung des Gewebes, der Körper wird schwer, die Säfte dicken ein. Sehr wichtig für sie ist es deshalb, tagsüber viel zu trinken, besonders Wasser ohne Kohlensäure. So wird ein Teil der Schlacken und Säuren schnell über die Nieren ausgeschieden.

Viel Bewegung und Abwechslung sind im Tagesablauf zu empfehlen, da Ernährungsnaturelle sonst schnell träge werden. Lange sitzende Tätigkeiten sollten Sie als Ernährungsnaturell meiden, sportliche Aktivitäten wie etwa Jogging, Walking, Tennis, Tanzen und Wandern sind dagegen sehr zu empfehlen, auch wenn es Sie Überwindung kostet.

Ernährungsnaturelle sind durch ihren schweren Körperbau ideal für Entsäuerungskuren geeignet. Fasten bringt ihnen Fitness, Gewichtsabnahme und optimale Blutwerte; der Stoffwechsel kommt wieder in sein Gleichgewicht. Die Entsäuerung ist bei diesem Naturell auf Entschlackung angelegt.

Beschwerden bei Säure-Basen-Ungleichgewicht

Die Übersäuerungsprobleme beim Ernährungsnaturell entstehen durch eine langjährige Überlastung des Stoffwechsels. Das Körpergewicht ist in der Regel zu hoch, dadurch sind die Gelenke zu stark belastet. Blut und Bindegewebe sind durch saure Schlacken in ihrer Funktion beeinträchtigt, die Folgen sind erhöhte Blutzuckerwerte, Diabetes mellitus, Fettstoffwechselstörungen, Muskelprobleme u. Ä. Ist das Ernährungsnaturell im Ungleichgewicht, können weitere charakteristische Übersäuerungsprobleme, etwa in Form von Verschleimungskrankheiten (z. B. Nasennebenhöhlenbeschwerden, Bronchitis) auftreten, da durch den trägen Stoffwechsel die Entgiftung nicht richtig funktioniert. Außerdem sind Wasseransammlungen bei falscher Lebensweise üblich, z. B. schwere Beine, Übergewicht u. Ä. Ebenso sind asthmatische Beschwerden, Diabetes, Bluthochdruck, Herz-Kreislauf-Erkrankungen, Unterfunktionen der Schilddrüse und der Nebennieren sowie depressive Verstimmungen typisch für dieses Naturell. Auf der geistigen Ebene fehlt den

Ernährungstypen im Ungleichgewicht die notwendige Antriebskraft und der Mut, Veränderungen vorzunehmen.

Wärmehaushalt

Sie sind weder ein Hitzetyp wie das Bewegungsnaturell noch ein fröstelnder Typ wie das Empfindungsnaturell. Ihr Wärmehaushalt ist normal mit der Neigung zur Kälte. Verzehren Sie im Sommer viel Salat, Obst und Rohkost, im Winter hingegen mehr leichte und trockene Speisen mit wenig Fett und Zucker, beispielsweise Gemüsesuppen, gedünstetes Gemüse, Kartoffeln, Gemüseaufläufe u. Ä.

Verdauungsleistung

Optimal für eine reibungslose Verdauung ist bei Ihnen eine basische, trennkostorientierte Ernährung. Mit der basischen Trennkost verbessern Sie zum einen die Verdauung, zum anderen halten Sie Ihr Gewicht konstant oder nehmen sogar noch ab. Sie müssen nur Eiweiß und Kohlenhydrate zur Hauptmahlzeit trennen. Wenn Sie beispielsweise Kartoffeln mit Fisch und Gemüse verzehren, so können Sie in der Trennkost entweder die Kartoffeln mit Gemüse essen oder den Fisch mit Gemüse kombinieren, aber bitte nicht Kartoffeln und Fisch zusammen. Denn Eiweiß benötigt im Verdauungstrakt saure Verdauungssäfte, Kohlenhydrate locken

INFO

Ausgleichend für Ernährungsnaturelle sind im Allgemeinen die Geschmacksrichtungen scharf, bitter und herb sowie alles, was leicht, trocken und heiß wirkt. Die Geschmacksrichtungen süß, sauer und salzig verstärken den trägen Stoffwechsel und bringen das Naturell weiter aus seinem Gleichgewicht. Ungünstig wirken sich auch schweres, fettes Essen, zu viel Zucker und Alkohol aus.

basische Verdauungssäfte. Essen Sie beides zu einer Mahlzeit, werden die Säfte neutralisiert, und die Verdauung ist unzureichend. Ein träger Darm, Blähungen und Völlegefühl sind die Folgen.

Um die träge Verdauung anzuregen, sollte vor jedem Essen ein Salat verzehrt werden. Fördernd sind scharfe, bittere und herbe Lebensmittel, sie regen ebenso wie die Gewürze Ingwer, Kurkuma, Kardamom und schwarzer Pfeffer den Stoffwechsel an.

Stoffwechsel

Sie setzen die Nahrungsmittel nur langsam in Energie um, weil Ihnen wichtige Vitalstoffe für eine rasche Verstoffwechslung fehlen. Da bei Ihnen oft das Gefühl, müde und schlapp zu sein, überwiegt, essen Sie verstärkt Süßigkeiten und süßes Gebäck und trinken Limonade. Deshalb neigen Sie auch zu einem hohen Blutzuckerspiegel und zu Diabetes. Ihre schlechte Energieverteilung führt zu einer Unterfunktion der Schilddrüse, was Sie müde und energielos werden lässt. Essen Sie deshalb lieber süße Gemüse wie Kürbis, Süßkartoffeln und Möhren und süßes Obst. Setzen Sie bei den Kohlenhydraten nicht auf raffinierte Zucker, die schnell ins Blut gehen, sondern auf die ballaststoffreiche Variante. Vollwertbrot, Nudeln, Reis und Müsli sind möglich und erlaubt. Abends hingegen sollten Sie dreimal wöchentlich ganz auf Kohlenhydrate verzichten, da damit die nächtliche Fettverbrennung früher loslegen kann. Essen Sie an diesen Abenden trennkostorientiert, also Gemüse mit einer leichten Eiweißkomponente wie z. B. Fisch mit Gemüse, einen Auflauf mit fettarmem Käse oder einen Salat mit Tofu oder Pilzen und Schafskäse. Ideal für Ihren Stoffwechsel sind Lebensmittel, die reich an Kalium sind und einen hohen Wassergehalt besitzen. Denn Kalium ist der Gegenspieler von Natrium und reinigt Gewebe und Lymphe. Kaliumreiche Lebensmittel sind z. B. Kartoffeln, Obst, Salate und Gemüse. Durch regelmäßiges Trinken von frisch gepressten Säften bringen Sie Ihren Stoffwechsel auf Trab, reinigen das Gewebe und entsäuern optimal.

Gewicht

Beginnen Sie mehrmals wöchentlich Ihren Tag mit frisch gepressten Säften. Trinken Sie dazu viel Wasser und verzichten Sie auf ein deftiges Frühstück. Wenn Sie doch frühstücken wollen, dann ein leichtes Müsli, das macht Sie lange satt. Die Hauptmahlzeit sollte möglichst das Mittagessen sein. Gönnen Sie sich immer eine große Salatportion vorweg. Fleisch sollte nur einen geringeren Stellenwert in Ihrer Ernährung haben, besser ist Fisch oder Tofu. Essen Sie verstärkt Kartoffeln, Nudel- oder Reisgerichte, jedoch nicht mit kräftigen, fettreichen Saucen. Abends sollten Sie schweres und üppiges Essen meiden. Zwischenmahlzeiten brauchen Sie nicht. Sie sollten mindestens vier Stunden Zeit zur vorherigen Mahlzeit verstreichen lassen, bevor Sie wieder etwas essen. Falls Sie trotzdem etwas essen wollen, so wählen Sie reife Früchte oder Vollkornbrot als Sattmacher. Trinken Sie Wasser zwischendurch; es empfiehlt sich, etwa 15 Minuten vor jedem Essen ein Glas Wasser zu trinken. Das zügelt den Appetit und wirkt verdauungsanregend. Jeden Bissen sollten Sie gut kauen, essen Sie betont langsam. Versuchen Sie zudem beim Essen, Fett und Salz einzusparen.

Entsäuerungstipps für das Ernährungsnaturell
1. Vitamin- und Mineralienstatus ausgleichen

Stärken Sie Ihren Mineralienhaushalt, Sie sind der »Kalium-Zink-Chrom-Typ«. Diese basischen Mineralien und Spurenelemente sorgen für ein starkes Immunsystem und entschlacken den Stoffwechsel. Besonders die Bauchspeicheldrüse braucht ausreichende Mengen an Zink und Chrom, die Nieren sind ohne einen ausreichenden Zinkstatus nicht leistungsfähig. Da Nieren und Bauchspeicheldrüse zu Ihren Schwachstellen gehören, sollten Sie durch eine zink- und chromreiche Ernährung oder durch ein biologisches Nahrungsergänzungsmittel diese Spurenelemente ausgleichen. Kalium ist der Gegenspieler von Natrium (Salz) und reinigt Ihr Gewebe; Kalium beschleunigt den langsamen Stoffwechsel und sorgt

---

INFO

- Zinkhaltige Lebensmittel: Linsen, alle Arten von Hülsenfrüchten
- Chromhaltige Lebensmittel: Ananas, Mango
- Ballaststoffhaltige Lebensmittel: Getreide, Getreideflocken, gesundes Brot wie z. B. Dinkelbrot
- Kaliumhaltige Lebensmittel: Salat, Gemüse, Obst, Kartoffeln

---

für eine gute Entwässerung. Insbesondere wenn die typischen Kapha-Symptome wie Müdigkeit, Wassereinlagerungen, erhöhter Blutzucker, erhöhter Cholesterinspiegel, Verschleimung, Diabetes u. Ä. auftreten, ist eine Zufuhr kaliumhaltiger Lebensmittel sinnvoll und notwendig. Sorgen Sie auch für eine ausreichende Zufuhr an Ballaststoffen (z. B. Dinkel- oder Roggensauerteigbrot), damit Ihr Darm regelmäßig arbeitet und gut trainiert wird. Essen Sie nicht ständig helle Brötchen mit Marmelade oder Brezeln, dies macht Ihren Darm und Stoffwechsel noch träger.

2. Typbedingte Schwachstellen verbessern

Stärken Sie Ihr Lymphsystem. Schlacken und saure Ablagerungen werden bei Ihnen verstärkt in der Lymphflüssigkeit deponiert, weshalb sie neben Bauchspeicheldrüse und Nieren in der Regel Ihre Schwachstelle ist. Dies äußert sich in erhöhter Infektanfälligkeit, Wasseransammlungen, Entzündungen sowie Gewichtsproblemen. Alles, was Ihre Entgiftung und Ausscheidung unterstützt, ist optimal für Ihren langsamen Stoffwechsel. Die beste Lymphreinigung ist das Trinken von Wasser ohne Kohlensäure. Starten Sie morgens vor dem Frühstück mit zwei bis drei Gläsern Wasser in den Tag. Ebenso wird die Lymphe durch Eiweißablagerungen belastet. Reduzieren Sie deshalb den Konsum von hohen Fleisch- und Wurstmengen, übertreiben Sie es auch nicht mit fetthaltigen Milchprodukten, sondern setzen Sie mehr auf wasserhaltige und fettarme Lebensmittel. Die Lymphe wird zusätzlich durch regelmäßige Entschlackungskuren – ein- bis zweimal jährlich – und tägliche Bewegung in Form von Ausdauersport

– Jogging, Walking u. Ä. – gereinigt. Der ideale Start in den Tag ist für Sie das Trockenbürsten: Die wohltuende Bürstenmassage aktiviert den Lymphfluss im ganzen Körper.

3. Typgerecht entschlacken

Falls Ihr Stoffwechsel trotz aller guten Vorsätze durch zu viel und falsches Essen aus seinem Gleichgewicht geraten ist, hilft meist nur eine konsequente Veränderung. Entschlacken in jeder Form ist ideal für Ihren schweren, trägen Körper. Dabei bieten sich vor allem folgende Varianten der Entschlackung an:

a) Legen Sie unsere reine, basische Entsäuerungswoche für Ihr Naturell ein. Essen Sie eine Woche lang nur basische Kost und entsäuern Sie so typgerecht. Unsere basischen Rezepte sind leicht und bekömmlich; Sie verlieren in kurzer Zeit bis zu sechs Kilogramm Gewicht und reinigen Blut und Gewebe. Besonders im Frühjahr oder vor der langen Winterzeit sollten Sie unsere basische Entsäuerungswoche praktizieren.

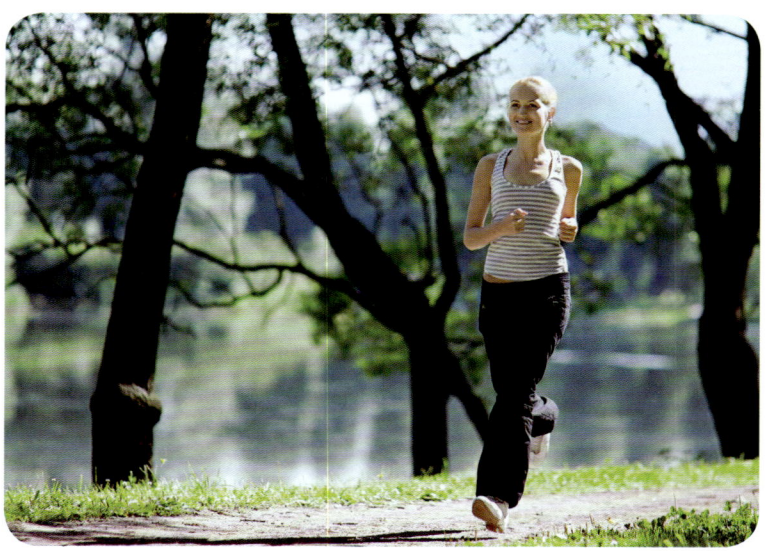

Wenn Sie es einrichten können, sollten Sie noch vor dem Frühstück eine Runde joggen.

b) Sie sind der ideale Typ für Fastenkuren jeder Art. Für Ihr Naturell ist jedoch das Säftefasten am besten geeignet (siehe S. 58). Sie werden lange brauchen, um mit dem Fasten zu starten, doch wenn Sie Ihren inneren Schweinehund einmal überwunden haben, merken Sie, wie die Pfunde purzeln und Sie sich mit jedem Tag leichter und vitaler fühlen.

c) Im Alltag eignet sich der basische Entschlackungstag als Säftetag am besten für Sie, da Sie so regelmäßig einmal wöchentlich Ihren Stoffwechsel entlasten können. Trinken Sie morgens und mittags frisch gepresste Säfte, nehmen Sie abends eine Gemüsebrühe zu sich. Die Säfte sollten unbedingt frisch gepresst sein, die Brühe sollte aus frischem Gemüse hergestellt werden. Verwenden Sie bitte keine gekauften Säfte oder Fertigbrühe. Gerade nach einem Wochenende, an dem Sie vielleicht gefeiert und etwas zu viel gegessen haben, ist eine Entlastung und Entschlackung für Ihren trägen Stoffwechsel sehr gut.

4. Entsäuern durch Bewegung

Laufen oder walken Sie täglich mindestens 30 Minuten. Ideal ist für Sie die Bewegung morgens vor dem Frühstück. Denn wenn keine Kohlenhydrate als üppiges Frühstück gegessen wurden, werden zur Energiegewinnung sofort die Fettdepots herangezogen. Die regelmäßige Bewegung sorgt dafür, dass Ihr Gewicht konstant bleibt; Sie können das Essen unbeschwert und mit Lebensfreude genießen, ohne zuzunehmen. Wenn Sie nicht täglich joggen oder walken möchten oder können, so versuchen Sie dennoch, sich mindestens dreimal die Woche – idealerweise an der frischen Luft – zu bewegen.

5. Darmsanierung – Darmentgiftung

Trinken Sie täglich Brottrunk, um Ihren Darm fit zu halten, denn Brottrunk regt Ihren schwachen, trägen Darm zusätzlich an. Wenn Sie den Brottrunk zum Essen trinken, ergänzt er zudem die Funktion Ihrer schwachen Magensäure. So wird das Essen besser verdaut, unangenehmes Völlegefühl und Blähungen bleiben aus. Sie können 100 Milliliter Brottrunk mit

Ernährungstipps für das Ernährungsnaturell

Für das Ernährungsnaturell zu empfehlen

Gemüse und Salate Im Sommer grundsätzlich mehr Salat, Obst und Rohkost, im Winter mehr gedünstetes Gemüse, Gemüse- suppen und Gemüseaufläufe. Empfehlenswerte Gemüsesorten sind Rosenkohl, Brokkoli, Blumenkohl, Weißkohl, Rotkohl, Spi- nat, Rettich, Radieschen, Paprika, Zwiebeln, Knoblauch, Porree, Möhren, alle Blattsalate, Bohnen, Erbsen, Artischocken und pflanzliche Brotaufstriche statt Wurst oder Käse.

Obst Alle süßen und sauren Obstsorten im reifen Zustand; Äpfel, Birnen, Pfirsiche, Aprikosen, Johannisbeeren, Stachelbeeren, Himbeeren, Mangos, Papayas, Ananas, Erdbeeren, Trauben, Grapefruit, Trockenfrüchte (z. B. Aprikosen, Pflaumen)

Säfte Alle frisch gepressten Obst- und Gemüsesäfte morgens als Start in den Tag

Getreide Gerste, Buchweizen, Dinkel, Mais, Hirse, Roggen

Kräuter und Gewürze Scharfe und verdauungsanregende Kräu- ter und Gewürze wie Kurkuma, Kardamom, Ingwer, Zimt, Korian- der, scharfer Paprika, schwarzer Pfeffer, Chili

Milchprodukte Fettarme Varianten in kleinen Mengen, fettarme Dickmilch oder Sauermilch, Joghurt in geringen Mengen, wenig fettarmer Käse

Fleisch Geflügel, Wild, Fisch – alles in kleinen Mengen

Nüsse Möglichst wenig Nüsse

Fette und Öle Kalt gepresste Öle wie Olivenöl, Sesamöl in gerin- gen Mengen, Leinöl, Rapsöl; grundsätzlich sollten Sie nur wenig Fett verwenden

Süßungsmittel Honig, Ahornsirup, Birnendicksaft

Nahrungsergänzung Brottrunk, Chlorella-Alge, Zelloxygen- Immunkomplex individuell nach Empfehlung ▶

Das sollten Ernährungsnaturelle reduzieren

- Schweres, fettes Essen, Frittiertes, z. B. Pommes frites
- Rind-, Schweine-, Lammfleisch, fette Wurst, Meeresfrüchte, Sahne, Avocado, Nüsse
- Alkohol, Süßungsmittel (z. B. Zucker) und Süßwaren, Limonaden, Backwaren
- Bananen, Feigen, Datteln (sind jedoch bei sportlicher Aktivität erlaubt)
- Salz; salzarm essen ist wichtig, da Salz die Ausscheidung hemmt
- Joghurt darf verzehrt werden, Quark, Käse und Milch sollten nur zum Kochen verwendet werden.
- Öle und Fette, Weizen, Gurken, Tomaten, Zucchini, Fast Food, helle Brötchen, Brezeln, Weißmehlprodukte

derselben Menge Wasser verdünnt zu den Mahlzeiten zu sich nehmen oder den Brottrunk so mit Wasser mischen, wie Sie ihn am besten vertragen. Probieren Sie es aus.

6. Omega-3-Fettsäuren

Diese wertvollen mehrfach ungesättigten Fettsäuren haben eine entzündungshemmende Wirkung und stärken das Herz. Omega-3-Fettsäuren kann der Körper nicht selbst herstellen; sie sind essenziell, d. h., sie müssen mit der Nahrung zugeführt werden. Besonders Leinöl enthält ausreichend hohe Mengen dieser wertvollen Fettsäuren, ebenso in geringeren Mengen Rapsöl und Sojaöl. Da Fett jedoch bei Ihnen in der Regel auf der Hüfte landet, sollten Sie die Leinölmenge nicht zu hoch dosieren. Verrühren Sie einfach täglich 1 bis 2 Teelöffel Leinöl mit Bio-Naturjoghurt und essen Sie dies zwischendurch oder – mit Getreide und Obst vermischt als Müsli – jeden Tag. Eine weitere Omega-3-Quelle ist fetter Kaltwasserfisch, den Sie ab und zu verzehren können.

7. Entsäuern durch Flüssigkeit

Die Nieren gehören neben Bauchspeicheldrüse und Lymphe zu Ihren konstitutionsbedingten Schwachstellen. Entsäuern muss der Stoffwechsel jedoch primär über die Nieren. Deshalb ist das Trinken von Wasser ohne Kohlensäure unverzichtbar zur Regulation der Säure-Basen-Verhältnisse. Sie sollten pro Kilogramm Körpergewicht mindestens 20 Milliliter Wasser am Tag trinken. Da Sie einen schweren Körperbau und in der Regel ein paar Kilo zu viel haben, ist eine Wassermenge von mehr als 2 Litern pro Tag für Sie sinnvoll und notwendig. Die Grundregel beim Trinken für Sie lautet: mäßig, aber regelmäßig über den Tag verteilt. Wenn Ihr Urin am Vormittag klar und durchsichtig ist und das über den Tag hinweg auch so bleibt, ist Ihr Wasserhaushalt in der Regel in Ordnung.

8. Basische Nahrungsergänzung

Falls Sie auf Nummer sicher gehen wollen, dass Sie Ihrem Körper auch alle wertvollen basischen Mineralien zuführen, so nehmen Sie doch im Rahmen einer Kur oder täglich ein biologisches Nahrungsergänzungsmittel ein. Insbesondere wenn die typischen Kapha-Symptome wie Depressionen, Müdigkeit, Völlegefühl und schlechte Blutwerte auftreten, sollten Sie Ihren Stoffwechsel zusätzlich unterstützen.

Eine wertvolle basische Nahrungsergänzung stellt das Produkt »Zelloxygen-Immunkomplex« dar. Dabei handelt es sich um ein Enzym-Hefepräparat, das als Vitalstofflieferant alle Mineralien wie z. B. Kalium, Zink und Chrom sowie Obst- und Gemüsekomplexe und alle weiteren basischen Vitalstoffe enthält. Durch die Hefekomplexe wird der Stoffwechsel intensiv entsäuert, was für körperliche Frische und Vitalität sorgt.

Auch eine Chlorella-Algen-Kur zur Blut-, Lymph- und Gewebereinigung ist ideal für Sie, da die Süßwasseralge Ihren Stoffwechsel intensiv reinigt. Die Süßwasseralge enthält viele Vitamine, Mineralstoffe, Spurenelemente und sekundäre Pflanzenstoffe sowie alle lebensnotwendigen Fette und Aminosäuren. Sie hat einen hohen Chlorophyllgehalt und stellt eine ideale Ergänzung für Ihren basischen Speiseplan dar. Nehmen Sie Chlorella

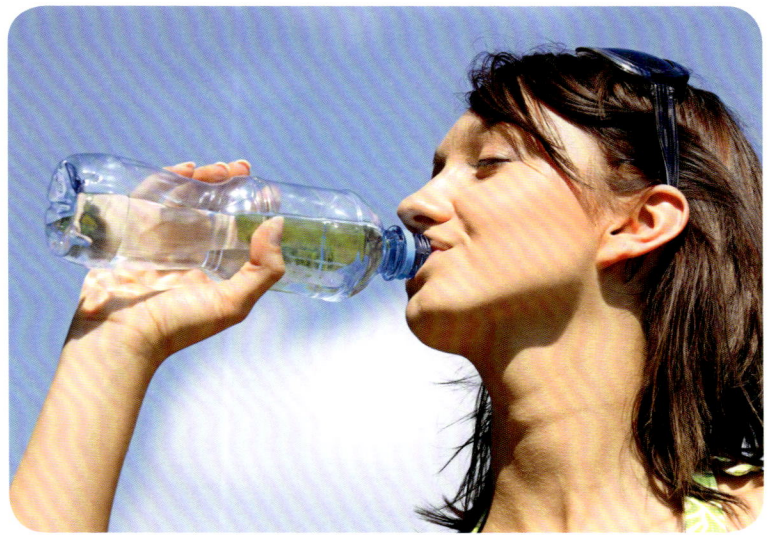

Zur Regulierung Ihres Säure-Basen-Haushalts ist es unverzichtbar, viel zu trinken.

als Kur ein- bis zweimal jährlich über einen Zeitraum von vier Wochen ein (Dosierung: dreimal täglich 10 Chlorella-Presslinge). Als Dauereinnahme sind täglich drei bis fünf Presslinge der Chlorella-Alge zur Entsäuerung empfehlenswert.

Typgerechte Lebensweise für das Ernährungsnaturell

Sie sind eher ruhig, beständig und ausgeglichen. Meist fehlen Ihnen aber Beweglichkeit und Motivation, um sich zu aktivieren.

- Vermeiden Sie einen monotonen, täglich gleichbleibenden Tagesablauf und lange sitzende Tätigkeiten.
- Vermeiden Sie regelmäßige Fernsehabende mit Chips, Süßigkeiten und Rotwein. Werden Sie aktiv! Nehmen Sie sich am besten täglich, mindestens jedoch dreimal pro Woche Termine in Form von sportlichen Aktivitäten vor. So können Sie beispielsweise immer montags zum Schwim-

men gehen und immer mittwochs das Tanzbein schwingen. Ihr Naturell braucht feste Termine, sonst siegt der innere Schweinehund.

■ Achten Sie unbedingt auf eine abwechslungsreiche, anregende Tagesgestaltung mit sportlichen Aktivitäten. Notieren Sie täglich, wie viel Bewegung und Aktivitäten Sie hatten. Damit haben Sie schwarz auf weiß, wie viel Sie in einer Woche geleistet haben. Das beflügelt Sie und aktiviert Sie. Fangen Sie einfach an und werden Sie aktiv!

■ Fördern Sie Ihre Kreativität. Legen Sie sich ein schönes Hobby zu, das Ihnen Spaß macht und Sie beschäftigt.

■ Umgeben Sie sich mit Menschen mit aktiven Anlagen, diese wirken mitreißend und ausgleichend auf Sie.

■ Sport ist besonders wichtig, auch wenn es Sie viel Überwindung kostet. Im Nachhinein sind Sie aber glücklich, etwas gemacht zu haben. Ideale Sportarten sind Tennis, Fußball, Laufen, Walken, Gewichtheben, Rudern, Wandern, Muskeltraining, Tanzen. Das regelmäßige Schwitzen hilft – abgesehen vom Aspekt der Entgiftung –, die überschüssigen Pfunde loszuwerden. Ideal wäre für Sie, einem Sportverein beizutreten.

■ Der regelmäßige Gang in die Sauna unterstützt die Entgiftung und ist mindestens einmal pro Woche zu empfehlen.

■ Als Morgenritual sind das Trockenbürsten sowie Wechselduschen geeignet, weil dadurch der Kreislauf, die Lymphe und der Stoffwechsel angeregt werden.

■ Alles, was die Entgiftung fördert und den trägen Stoffwechsel anregt, ist für das Ernährungsnaturell besonders geeignet, z. B. Fastenkuren oder die basische Entsäuerungswoche für zu Hause.

■ Legen Sie einmal wöchentlich einen Entschlackungstag ein, z. B. als Säftetag.

■ Den Stoffwechsel anregende Massagen wie z. B. Fußreflexzonenmassage, Lymphdrainage, aber auch entsäuernde Rückenmassagen fördern die Ausscheidung und die Entschlackung.

■ Als Entgiftungs- und Entschlackungskur sind Fastenwochen mit Säftefasten hervorragend geeignet.

Bewegungsnaturell –
der Pitta-Typ

Bewegungstypen werden von den Elementen Feuer und Erde dominiert. Sie sind sehr aktiv, temperamentvoll und leistungsfähig, aber auch leicht erregbar und schnell zu verärgern. Diese Menschen gehen Dinge mit einer großen Geschwindigkeit an, sie arbeiten sehr systematisch. Bewegungsnaturelle haben immer mehrere Projekte gleichzeitig im Kopf und übernehmen gern Führungspositionen.

Allgemeines

Pitta-Typen sind meist groß, markant, sportlich. Ihre Haut ist hell, aber gut durchblutet. Die Haare sind hell oder rötlich und glänzen. Grundsätzlich haben sie einen starken Willen, sind zielstrebig und ehrgeizig und besitzen ein Übermaß an Temperament und Spontaneität. Sie entscheiden schnell und sind für alle neuen Dinge offen. Sie laufen immer auf Hochtouren. Deshalb ist ihnen auch immer warm, selbst im Winter frieren sie nicht. Bewegungsnaturelle haben meist großen Hunger, eine optimale Verdauung sowie einen schnellen und starken Stoffwechsel und daher keine Gewichtsprobleme. Sie werden deshalb die ersten Übersäuerungsreaktionen nicht ernst nehmen, die Zipperlein »mannhaft« ertragen und nicht weiter beachten. Da sie dem Essen keinen besonderen Stellenwert zuordnen, ernähren sie sich oft von Fertigprodukten, Fast Food und allen Gerichten, die schnell zu bekommen und schnell zu verspeisen sind. Sie lieben alles, was scharf und deftig schmeckt, und übertreiben es über Jahre hinweg mit säurebildenden Lebensmitteln. Besonders Kaffee, Alkohol, Fleisch und Süßwaren sind ihnen ans Herz gewachsen, sie besitzen den sogenannten Saumagen, der alles isst und auch alles verträgt. Wenn sie dann durch eine Krankheit ihre Ernährung umstellen, werden sie in der Regel in das andere Extrem verfallen: Aus einem Allesesser oder Fast-Food-Junkie wird ein reiner Rohköstler. Versuchen Sie als Bewegungsnaturell deshalb, jetzt schon Ihre Zipperlein ernst zu nehmen, und stellen Sie langsam Ihre Kost um. Da Sie ein sehr aktiver Mensch und in der Regel auch beruflich stark engagiert sind, kommen Entspannung und Sport als sinnvoller Ausgleich oft zu kurz. Sie brauchen jedoch die Bewegung, um im Gleichgewicht zu bleiben. Ihr hitziges Naturell, das immer etwas bewegen will und Höchstleistungen von sich und anderen fordert, unterstützt den Säurestress in Ihrem Körper. Sportliche Aktivitäten sind für diesen Typ lebenswichtig; ideal sind Joggen, Skifahren, Reiten und Ausdauersport jeder Art. Sie müssen jedoch auf das richtige Maß von Aktivität und Erholung achten. Ihre unbegrenzte Energie kann leicht zur Überforderung führen.

Beschwerden bei Säure-Basen-Ungleichgewicht

Besonders Entzündungen und Magenprobleme in Form von Sodbrennen sind erste Anzeichen einer Pitta-Störung. Wenn das Naturell dieser Menschen zur sauren Seite verschoben wird, neigen sie außerdem zu Gelenkproblemen wie Arthrose, dem genannten Sodbrennen, Hauterkrankungen und Entzündungen. Das Gesicht erhält einen gelben Teint, die Leberwerte verschlechtern sich, Schlafstörungen und starkes Schwitzen können auftreten. Auf der geistigen Ebene sind Bewegungstypen ungeduldig, schnell gestresst und sehr kritisch, wenn ihr Naturell im Ungleichgewicht ist.

Wärmehaushalt

Pitta-Typen frieren nie und besitzen eine starke innere Hitze, ein »inneres Feuer«. Sie sehen in der Regel blendend aus, versprühen Lebensfreude und sind voller Tatendrang. Wenn ihr Körper übersäuert ist, sieht

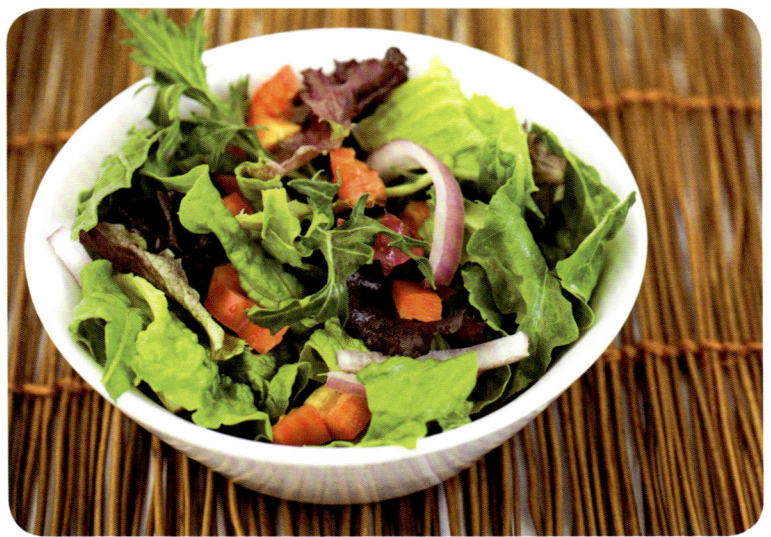

Ein Salatteller vor der Hauptmahlzeit bekommt dem Pitta-Typ besonders gut.

man ihnen das an. Sie wirken ausgebrannt, ergrauen frühzeitig, leiden an Haarausfall, wirken gereizt, erhitzt und zornig. Die Ernährung sollte kühlend auf ihren Stoffwechsel einwirken, um das Naturell auszugleichen. Daraus leiten sich die folgenden Ernährungsempfehlungen ab: Alles, was kalt und leicht ist, reguliert den Bewegungstyp. Er benötigt deshalb eher kühle Getränke sowie Salate, Gemüse und Hülsenfrüchte. Alles, was ihn zusätzlich erhitzt, ist zu meiden oder stark einzuschränken, z. B. sehr scharfe Gewürze, hohe Temperaturen und Dauerstress. Ein schmackhafter Salatteller ist vor der Hauptmahlzeit ideal für Sie als Bewegungstyp. Essen Sie jedoch nicht zu oft saure Milchprodukte.

Verdauungsleistung

Sie haben eine sehr starke Verdauungskraft und vertragen nahezu alle Speisen. Sie überstrapazieren dies jedoch sehr oft und werden zum typischen Fast-Food-Esser. Durch diese starke Verdauungskraft vertragen

Bewegungsnaturelle sollten die Geschmacksrichtungen süß, bitter und herb bevorzugen. Alles, was kalt, schwer und trocken ist, gleicht das Naturell aus. Ungünstig wirken die Geschmacksrichtungen scharf, sauer und salzig sowie alle Eigenschaften, die heiß, leicht und ölig wirken. Sehr scharfe Gewürze, fettiges, saures und salzreiches Essen sollten gemieden werden, da damit das Temperament der Bewegungstypen noch mehr angespornt wird. Besser geeignet sind bittere und herbe Lebensmittel wie Hülsenfrüchte, Gemüse und Salate sowie Getreide.

Sie die Rohkosternährung sehr gut. Probleme bekommt Ihr Verdauungssystem, wenn Sie zu säurebildend essen. Sie trinken zu viel Kaffee und Alkohol, essen zu viele Süßigkeiten und Kuchen über den Tag verteilt, rauchen oft unkontrolliert eine Zigarette nach der anderen und essen zu viel Fleisch und Wurst. Der stärkste Säurebildner ist jedoch Ihr Stress. Sie sind ein Leistungstyp, der immer Vollgas gibt, Konflikte offen austrägt und sich keine Pausen gönnt. Dies alles hinterlässt Säuren im Stoffwechsel, die Ihre Darmschleimhäute angreifen. Besonders Entzündungen der Dünndarmschleimhaut und der Magenschleimhaut treten auf. Sehr gut für Ihren übersäuerten Magen ist ein Leinsamenschleim. Der frische Leinsamen wird kurz zerquetscht und dann in Wasser fünf Minuten aufgekocht, durch ein Sieb gegeben und lauwarm getrunken.

Stoffwechsel

Regelmäßige Mahlzeiten sind beim Bewegungsnaturell insbesondere in Stresssituationen enorm wichtig. Ihre Kost sollte zu den Hauptmahlzeiten im Wesentlichen aus langkettigen, gesunden Kohlenhydraten bestehen – dazu gehören z. B. Nudeln in allen Variationen, Kartoffel- und Reisgerichte, gesundes, d. h. vollwertiges Brot und Getreideflocken. Dies sind wertvolle Energiespender, die lange satt machen. Optimal wären Gemüse oder Salate als basische Komponente. Sie können das Gemüse roh oder gedünstet verzehren, je nach Lust und Laune. Auch reifes Obst kann Ihr Darm gut verdauen, es kühlt Ihren warmen Stoffwechsel. Achten Sie auf Ihren Leber-Galle-Stoffwechsel. Dies ist Ihr konstitutionsbedingter Schwachpunkt. Reduzieren Sie deshalb den Konsum von Kaffee und Alkohol und essen Sie nicht täglich Fleisch oder Wurst. Auch wenn Sie sehr sportlich sind, brauchen Sie keine erhöhten Eiweißmengen – ganz im Gegenteil: Eiweiß säuert Ihren Stoffwechsel, wenn Sie zu viel davon verzehren.

Gewicht

Übergewicht ist beim reinen Bewegungstypen nicht möglich, er kann große Mengen an Süßigkeiten verspeisen, ohne an Gewicht zuzunehmen. Doch genau hierin liegt die Gefahr bei Ihnen. Obwohl Sie immer eine gute Figur haben, kann Ihr Stoffwechsel bereits stark übersäuert sein. Ihre Gelenke schmerzen, der Magen produziert zu viel Magensäure, der Stuhl ist breiig und durchfallartig. Reduzieren Sie also Süßwaren, Limonaden und Backwaren, essen Sie kohlenhydratreich, aber fett- und eiweißarm. So bleibt Ihre Energie am oberen Limit und Ihr Stoffwechsel in Schwung. Denn trotz Ihrer guten Figur können sich durch die vielen Süßigkeiten eine Vielzahl von Schlacken im Körper deponieren, auch wenn man es Ihnen nicht ansieht.

Entsäuerungstipps für das Bewegungsnaturell
1. Vitamin- und Mineralienstatus ausgleichen

Stärken Sie Ihren Mineralienhaushalt, Sie sind der »Magnesium-Typ«. Dieses Mineral ist wichtig für jede einzelne Muskelzelle, es unterstützt also Menschen, die sich intensiv bewegen. Gleichzeitig wirkt Magnesium auch als Antistressmineral und gleicht Ihren aktiven Tagesablauf aus. Es fördert die Verdauungsprozesse und stärkt das Herz-Kreislauf-System. Sie haben die Möglichkeit, dem Körper mehr Magnesium durch eine magnesiumreiche Ernährung zuzuführen, oder Sie nehmen zeitweise ein gut verträgliches Magnesiumpräparat ein. Als Magnesiumcitrat wird Magnesium sehr gut vom Darm aufgenommen. Das Salz der Zitronensäure wird in der Leber in eine Base umgebaut. Durch frisch gepresste Säfte können Sie Ihre Magnesiumversorgung zusätzlich verbessern.

2. Typbedingte Schwachstellen verbessern

Sie sind der »Leber-Galle-Typ«, d. h., das Leber-Galle-System stellt neben dem Dünndarm Ihre Schwachstelle dar und sollte gestärkt werden. Dies äußert sich in unreiner Haut, Gelenkproblemen, Sodbrennen und unruhiger Verdauung sowie in anhaltender Müdigkeit. Geeignet zur Stärkung des Leber-Galle-Systems sind beispielsweise Mariendistelpräparate und Brottrunk, außerdem sollten Sie den Kaffee- und Alkoholkonsum reduzieren und Gemüse mit Bitterstoffen essen (z. B. Löwenzahn,

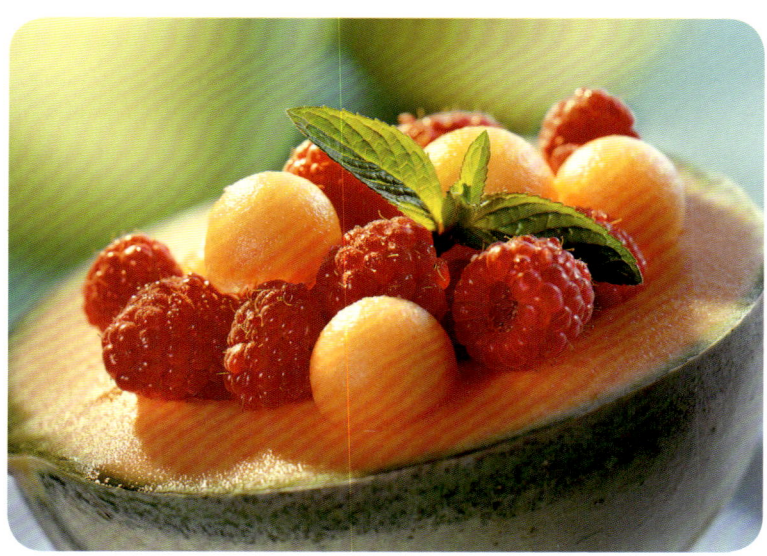

Für das Bewegungsnaturell bietet sich zur intensiven Entschlackung vor allem Obst an.

Chicorée). Schützen Sie Ihre Magen- und Dünndarmschleimhaut, dies ist ein weiterer Schwachpunkt bei Ihnen. Bei Verdauungsproblemen bieten sich Leinsamenschleim (siehe S. 32) und Kartoffelsaft zum Binden überflüssiger Magensäure im Verdauungstrakt an. Bei starken Problemen mit erhöhter Magensäure sollten Sie zeitweise ein gut verträgliches Basenpräparat einnehmen und die Säurebildner Kaffee, Alkohol, Fleisch und Zucker auf Ihrem Speiseplan stark reduzieren.

3. Typgerecht entschlacken

Wenn bei Ihnen die Gelenke schmerzen, die Haut unrein ist und der Magen zu viel Säure bildet, sollten Sie Ihren Stoffwechsel entlasten und entschlacken. Folgende Varianten sind möglich:

a) Sie können unsere basische typgerechte Entsäuerungswoche für zu Hause durchführen und sich langfristig an dieser Kost orientieren. So werden Sie satt, der Stoffwechsel scheidet seine Säuren aus, und Sie spüren schon nach wenigen Tagen eine Verbesserung Ihrer Beschwerden.

b) Wenn Sie einmal jährlich intensiv entsäuern möchten, so ist das Früchtefasten für Sie ideal (siehe S. 58ff.). Die Früchte kühlen Ihren Stoffwechsel, bauen Entzündungsstoffe ab und verschaffen Ihnen neue Energie. Außerdem werden Magen und Dünndarm gereinigt und saniert. Das Schöne am Früchtefasten ist, dass Sie so viel Obst und Fruchtgemüse essen dürfen, bis Sie satt sind, und trotzdem intensiv entsäuern.

c) Damit die Säureprobleme erst gar nicht zu intensiv werden, sollten Sie regelmäßig, idealerweise wöchentlich, Ihren Säure-Basen-Haushalt ausgleichen. Das geht ganz einfach: Essen Sie an einem Tag in der Woche ausschließlich sonnengereifte Früchte. Zaubern Sie sich wunderbare Früchteteller mit Mango, Papaya, Ananas, Melonen u. Ä., abends essen Sie dann Fruchtgemüse wie z. B. Paprika, Tomaten, Zucchini, Pilze, Avocado und Gurken kombiniert mit einem leckeren Gemüsedip. Sie dürfen essen, so viel Sie wollen, bleiben also ausgeglichen und zufrieden – so macht Entschlacken richtig Spaß. Planen Sie am besten einen festen Tag in der Woche regelmäßig als Früchtetag ein.

INFO

Ernährungstipps für das Bewegungsnaturell

Für das Bewegungsnaturell zu empfehlen

Gemüse und Salate Alle Sorten besonders im rohen Zustand, da Rohkost sehr gut vertragen wird; alle grünen Salate, Kresse, Radicchio, Blumenkohl, Rosenkohl, Brokkoli, Paprika, Gurken, Zucchini, Kürbis, Sellerie, Sprossen, Möhren, Pilze, Artischocken, pflanzliche Brotaufstriche statt Wurst oder Käse

Obst Alle süßen und reifen Sorten, Bananen, Äpfel, Birnen, Pfirsiche, Aprikosen, Erdbeeren, Himbeeren, Mangos, Papayas, Trauben, Melonen

Säfte Alle frisch gepressten Obst- und Gemüsesäfte

Nüsse Sonnenblumenkerne, Kürbiskerne, Kokosnüsse

Getreide Gegartes und rohes Getreide wie z. B. Haferflocken, Vollkornbrot, Nudelgerichte, Gerste, Hafer, Weizen, Reis wie z. B. Basmatireis oder brauner Reis, Buchweizen, Roggen

Kräuter und Gewürze Neutrale Kräuter wie z. B. Petersilie, Dill, Schnittlauch, Minze, Fenchel; in geringen Mengen Ingwer, schwarzer Pfeffer, Kurkuma

Milchprodukte Butter, Sahne, Crème fraîche, Hüttenkäse

Fleisch In kleinen Mengen Geflügel, Fisch und Wild

Hülsenfrüchte Erbsen, Bohnen, Sojaprodukte wie z. B. Tofu

Fette und Öle Kalt gepresstes Olivenöl, Sojaöl

Natürliche Süßungsmittel Ahornsirup, Birnendicksaft

Das sollten Bewegungsnaturelle reduzieren

- Alle salzigen, sauren, scharfen und stark gewürzten Speisen, die den Körper zusätzlich erwärmen: scharfe Paprika, Peperoni, Rettich, Radieschen, rohe Zwiebeln, Auberginen, Chili
- Alle Sauermilchprodukte wie Joghurt, Quark, Käse, Sauerrahm, Buttermilch, denn sie säuern Ihren Verdauungstrakt an ▶

INFO

- Sesam und Cashewkerne, Mandeln, Sesamöl, Mandelöl
- Linsen, sauer eingelegtes Gemüse wie z. B. Essiggurken und Sauerkraut, scharfe und wärmende Gewürze wie z. B. Chili, Pfeffer, Anis, Nelken, Kümmel und Knoblauch, Salz, Essig, Ketchup
- Saure Früchte wie z. B. Grapefruit, Zitronen, Orangen und Sauerkirschen
- Weißer Zucker, Honig, Süßwaren, Limonade, Backwaren, heiße Getränke, da sie den Stoffwechsel zusätzlich erhitzen, besonders im Sommer
- Alkohol, Süßigkeiten, Schokolade, Kaffee; zu empfehlen sind grüner Tee und säurearmer Kaffee
- Fast Food, Rindfleisch, Schweinefleisch und Wurst sowie alle Meerestiere

---

Und falls Sie in der kalten Jahreszeit einmal keine Lust auf Obst haben, können Sie auch einen Joker-Entschlackungstag in Form eines Kartoffeltags (siehe S. 59) einlegen.

4. Entsäuern durch Bewegung

Sich zu bewegen entspricht Ihrem Naturell. Sie haben einen muskulösen Körperbau, sind dynamisch und voller Energie. Ausdauersport jeder Art, egal ob Schwimmen, Laufen oder Radfahren, ist ideal für Sie. Sie bevorzugen auch Extremsportarten, um Ihre Grenzen auszuloten oder sogar zu überschreiten. Bleiben Sie in Ihrem Leben immer in Bewegung; lassen Sie es nicht zu, dass beruflicher oder privater Stress es Ihnen nicht mehr ermöglicht, ausreichend Sport zu treiben.

5. Darmsanierung – Darmentgiftung

Trinken Sie als Bewegungsnaturell regelmäßig Brottrunk, damit stärken Sie auf einfache und natürliche Weise Ihr gesamtes Verdauungssystem.

Trinken Sie den Brottrunk aber stark mit Wasser verdünnt, damit er für Ihren Magen-Darm-Trakt auch bekömmlich ist. Da die Leber Ihre Hauptentgiftungszeit nachts zwischen ein und drei Uhr hat, können Sie Ihr Leber-Galle-System enorm stärken, wenn Sie 1 bis 2 Gläser Brottrunk zu sich nehmen, bevor Sie zu Bett gehen. So stellen Sie sicher, dass die wertvollen leberentgiftenden Inhaltsstoffe aus dem Brottrunk die Leber optimal erreichen.

6. Omega-3-Fettsäuren

Diese wertvollen Fettsäuren stärken Ihr Herz-Kreislauf-System und schützen Sie vor Entzündungen. Besonders Ihre Magen- und Ihre Darmschleimhaut, aber auch Haut und Gelenke werden durch die Omega-3-Fettsäuren gestärkt. Essen Sie täglich 2 Esslöffel Leinöl mit etwas Joghurt vermischt. Zusätzlich können Sie frischen, fetthaltigen Fisch oder auch gelegentlich eine Avocado als Omega-3-Quelle genießen.

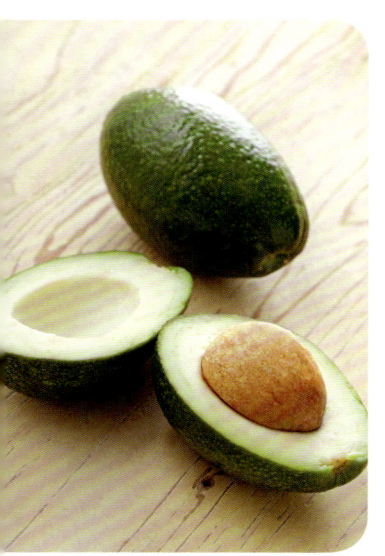

Avocados sind reich an wertvollen Omega-3-Fettsäuren.

7. Entsäuern durch Flüssigkeit

Sie brauchen die Bewegung und sollten durch regelmäßigen Sport Ihrem Bewegungsdrang nachgehen. Da Sie durch das viele Schwitzen auch Flüssigkeit verlieren, ist das Trinken für Sie sehr wichtig. Neben Wasser ohne Kohlensäure können Sie nach dem Sport auch Apfelsaftschorle trinken. Nehmen Sie mindestens 2 Liter Wasser pro Tag zu sich, dies entlastet Ihre Gelenke und sorgt für eine gesunde Haut. Auch für Sie gilt die Regel, pro Kilogramm Körpergewicht rund 20 Milliliter Wasser ohne Kohlensäure täglich zu trinken. Wenn Sie täglich Sport treiben, sollten Sie die Wassermenge noch etwas erhöhen.

8. Basische Nahrungsergänzung

Optimal ist einmal jährlich eine Leber-Galle-Reinigung. Diese können Sie sehr gut mit der Mariendistel durchführen. Die Pflanze verfügt über leberentgiftende Inhaltsstoffe, das sogenannte Silymarin. Entscheidend ist, ein Präparat einzunehmen, das einen ausreichend hohen Silymaringehalt aufweist. Falls Sie die klassischen Lebersymptome wie z. B. Kopfschmerzen, Müdigkeit, Juckreiz, Hautreaktionen, Ekzeme und Durchfall an sich bemerken, ist eine Entsäuerung des Stoffwechsels sinnvoll und notwendig. Weitere Infos erhalten Sie unter www.fasten-shop.de. Für Ihre Knochen und Gelenke sind Glukosamine und Chondroitine zur Behandlung von Arthrose sehr gut geeignet. Falls bei Ihnen durch Überlastung bereits ein Knorpelabbau in Knie und Hüfte stattgefunden hat, können Sie die Stoffe zum Knorpelaufbau einsetzen und diese mit Vitamin C, Mangan und einer basischen Kost kombinieren.

Typgerechte Lebensweise für das Bewegungsnaturell

Sie suchen ständig die Herausforderung, sind voller Tatendrang und brauchen immer das Gefühl, etwas geleistet zu haben. Sie sind den ganzen Tag über mit etwas beschäftigt und gönnen sich kaum einen Augenblick der Ruhe. Mit der Zeit kostet Sie dies allerdings immer mehr Energie. Sie powern aus, geraten ins Ungleichgewicht, gesundheitliche Beschwerden können sich einstellen.

- Sie arbeiten den ganzen Tag unermüdlich. Treten Sie trotz aller Power und Energie ab und zu auf die Bremse.
- Gestalten Sie Ihren Tagesablauf mit mehr Muße und Ruhe. Versuchen Sie, Stress, Hektik und Zeitdruck zu vermeiden. Planen Sie Ihre Termine großzügig, sehen Sie größere Zeitpuffer vor.
- Lernen Sie, einmal Nein zu sagen, nicht immer neue Projekte anzunehmen. Versuchen Sie auch, mehr zu delegieren, anstatt alles selbst machen zu wollen.

- Sie streben oft nach Perfektion und setzen sich dadurch stark selbst unter Druck. Seien Sie nicht so streng mit sich selbst. Versuchen Sie nicht immer, perfekt sein zu wollen; oft genügen statt der angestrebten 150 Prozent bereits 80 Prozent. Dadurch sparen Sie viel Energie.
- Führen Sie ein Erfolgsjournal, in dem Sie täglich Ihre Ergebnisse notieren. So sehen Sie, was Sie in einer Woche erreicht haben. Dies bringt Ihnen mehr Stabilität und Ruhe. Und genießen Sie auch einmal Ihren Erfolg und Ihr Erreichtes in Ruhe, anstatt sofort wieder das nächste Projekt zu starten.
- Nehmen Sie sich mehr Zeit für sich selbst und achten Sie vermehrt auf Ihr Gefühl, das Ihnen sagt, was Ihnen guttut und was nicht. Fördern Sie auch Ihr weniger stark ausgeprägtes Ruheempfinden und den manchmal kaum wahrgenommenen Bereich der Gefühle.
- Beachten und leben Sie verstärkt auch die kleinen und schönen Dinge im Leben. Machen Sie beispielsweise ab und zu einen Spaziergang, hören Sie entspannende Musik, lesen Sie ein gutes Buch oder genießen Sie eine Tasse Tee bei Kerzenlicht.
- Gönnen Sie sich liebevolle Behandlungen und manuelle Therapien wie z. B. Massagen und andere Entspannungsverfahren. Ideal wäre die Muskelentspannung nach Jacobson, da dies ein aktives Entspannungsverfahren ist und Ihrem Naturell somit sehr entgegenkommt.
- Legen Sie einmal pro Woche einen »Gammeltag« ein, an dem Sie nur Dinge tun, die Ihnen Spaß machen und die keine Verbindung zu Ihrem Beruf haben.
- Meiden Sie zu lange Aufenthalte in starker Hitze und Sonne. Auch der Gang in die Sauna sollte eher die Ausnahme als die Regel sein.
- Geben Sie Ihrem natürlichen Bewegungsdrang nach. Sie brauchen täglich Sport. Für Sie ideale Sportarten sind Joggen, Radfahren, Schwimmen, Skilaufen, Wandern, Bergsteigen und Reiten. Generell tut Ihnen Ausdauersport jeglicher Art gut.
- Als Entgiftungs- und Entschlackungskur sind Fastenwochen in Form von Früchtefasten ein- bis zweimal im Jahr hervorragend geeignet.

Empfindungsnaturell –
der Vata-Typ

Der Empfindungstyp wird von den Elementen Äther und Luft dominiert. Er reagiert sehr schnell und sehr sensibel auf seine Umwelt. Veränderungen bedeuten für das Empfindungsnaturell meist Stress. Begeisterung und Enttäuschung wechseln sehr oft. Spontane Entscheidungen aus dem Bauch heraus sind typisch für dieses Naturell.

Allgemeines

Empfindungsnaturelle sind meist klein; sie haben einen leichten Körperbau und ein geringes Gewicht. Sie neigen meist zu Blässe sowie zu trockener Haut und trockenen Haaren. Der Haarwuchs ist fein und zart. Diese Typen sind kreativ und flexibel, sie besitzen einen wachen Verstand und sind oftmals helfend, künstlerisch oder schöpferisch tätig. Wie kein anderes Naturell brauchen sie eine schöne Umgebung und freundliche Menschen, um sich wohlzufühlen. Körperlich vertragen diese Menschen warmes und feuchtes Wetter gut, bei kaltem und trockenem Wetter fühlen sie sich unwohl.

Das Hungergefühl der Empfindungsnaturelle ist unregelmäßig. Sie haben ein sehr gutes Geschmacksempfinden, bevorzugen stilvolles Essen und eher kleinere Portionen. Sie haben keinerlei Probleme mit ihrem Gewicht, benötigen jedoch etwas Fett und auch Eiweiß, um ihren Stoffwechsel im Gleichgewicht zu halten. Der Schwachpunkt ist die unregelmäßige Verdauung, besonders der Dickdarm. Übersäuerung ist oft Ausdruck einer langjährigen Magen-Darm-Schwäche. Basenbildende Mineralien werden unzureichend über den Darm ins Blut aufgenommen, das Essen wird im Darm schlecht aufgeschlossen. Die Folge sind Blähungen und Verstopfung als erste Anzeichen einer Säure-Basen-Störung.

Ihr Leitthema als Empfindungsnaturell ist die Regelmäßigkeit, achten Sie also auf die regelmäßige Einnahme der Mahlzeiten. Fast Food und Fertiggerichte können Sie nur schlecht verdauen und langfristig nicht vertragen. Unsere Empfehlungen werden Ihnen helfen, die Nahrung im Darm besser zu verdauen, die Energie im Körper gleichmäßiger zu verteilen und den kalten Wärmehaushalt auszugleichen. Neben diesen körperlichen Voraussetzungen sollte Ihr Umfeld ebenso entspannt und harmonisch sein. Dies ist ganz wichtig für Ihr Naturell. Sie sollten beispielsweise auf eine ruhige und schöne Atmosphäre während der Mahlzeiten achten, da Sie sehr sensibel auf die Stimmung beim Essen reagieren. Aktivitäten nebenbei – z. B. Fernsehen oder Lesen – sollten Sie meiden. Versuchen Sie auch, Probleme in der Familie nicht beim gemeinsamen Essen zu lösen. Als sportliche Aktivitäten sind Spaziergänge, Radfahren, Schwimmen oder Nordic Walking ideal, aber in nur geringem Maße als Ausdauersport. Denn Sie erschöpfen relativ schnell und frieren leicht.

Beschwerden bei Säure-Basen-Ungleichgewicht

Empfindungsnaturelle im Ungleichgewicht neigen zu Verstopfung und Blähungen. Aber auch Kopfschmerzen, Migräne, Muskelverspannungen, Schwindelgefühle und schnelles Frieren haben ihre Ursache in einem Säure-Basen-Ungleichgewicht. Ängste, Übersensibilität und Ruhelosigkeit, ein nervöser Magen und eine sehr trockene Haut können ebenfalls auftreten. Die Haut ist das wichtigste Organ beim Vata-Menschen, er ist empfindsam und möchte berührt werden. Aus dieser Empfindlichkeit entstehen im Ungleichgewicht Angst, Nervosität, Sorgen, Schlafstörungen, Gewichtsabnahme, nervöse Herzbeschwerden und Schmerzen jeder Art. Massagen wirken hier ausgleichend. Eine Entsäuerung muss beim Empfindungsnaturell behutsam und sanft durchgeführt werden; besonders der Magen-Darm-Trakt muss durch eine wärmende Kost gestärkt und unterstützt werden.

Wärmehaushalt

Sie besitzen ein kaltes und trockenes Naturell und benötigen deshalb Wärme in jeder Form, um Ihr Naturell zu beruhigen und den Säure-Basen-Haushalt auszugleichen. Ihnen ist immer kalt, Sie ermüden sehr schnell und neigen zu kalten Füßen und kalten Händen. Daraus leiten sich die Ernährungsempfehlungen mit dem Schwerpunkt »Wärme zuführen« ab. Schwere, ölige und warme Mahlzeiten gleichen den Säure-Basen-Haushalt aus. Sie sollten viele warme Getränke über den Tag verteilt zu sich nehmen, z. B. Kräutertee, Yogitee oder Ingwertee sowie eine heiße Zitrone. Rohe Lebensmittel wie Salate und Obst spielen eine untergeordnete Rolle in der Ernährung, da sie kühlen und vom Darm schlecht zu verwerten sind. Sie sollten morgens möglichst nicht nur Obst zu sich nehmen, dies kühlt Sie noch mehr aus und belastet Ihr Verdauungssystem, besonders in der kalten Jahreszeit. Optimal für Sie ist morgens ein warmer Getreidebrei aus Dinkelschrot oder Hafer mit verdauungsanregenden, wärmenden Gewürzen. Anstatt Milch nehmen Sie Mandelmilch, die bringt Ihnen Energie und macht lange satt. Mittags ist eine warme Gemüsecremesuppe mit Kartoffeln oder Getreide gebunden als Vorspeise oder auch als Hauptgericht geeignet, dies wärmt Ihren Stoffwechsel und schont Magen und Darm. Die Hauptmahlzeit sollte bei Ihnen immer warm sein und aus einer Kohlenhydratkomponente mit gedünstetem Gemüse bestehen. Als Gewürze sind Zimt, Kardamom, Ingwer, Kurkuma, Kreuzkümmel und schwarzer Pfeffer für Sie unverzichtbar. Diese Gewürze wärmen den Stoffwechsel und wirken gleichzeitig entzündungshemmend. Besonders wertvolle Fette erwärmen den Stoffwechsel ebenfalls. Deshalb sollten

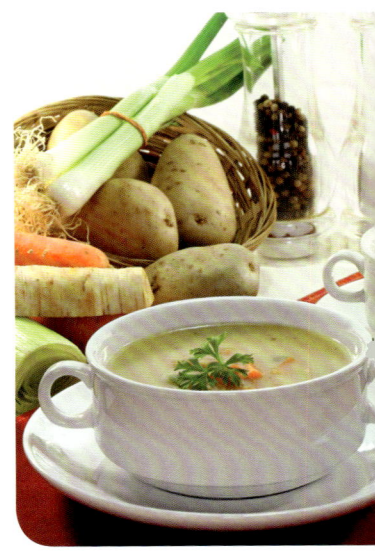

Gemüsecremesuppen regulieren den Wärmehaushalt.

Sie den Speisen täglich Leinöl zufügen. Leinöl enthält lebensnotwendige Omega-3-Fettsäuren. Diese mehrfach ungesättigten Fettsäuren haben eine entzündungshemmende und wärmende Wirkung. Menschen, die leicht frieren, weisen meist eine schlechte Durchblutung auf, die Energie gelangt nicht bis in die feinsten Kapillaren der Finger und der Füße. Das richtige Fett ist der ideale Wärmespeicher und stärkt zudem die schwache Darmschleimhaut.

Verdauungsleistung

Sie sind der Typ, dem die kleinsten Probleme sofort auf den Magen schlagen. Ärger und Stress bringen Ihren Säure-Basen-Haushalt aus dem Gleichgewicht. Dies führt u. a. zu einer sehr schwachen Verdauung. Verstopfung und Blähungen sind beim Empfindungsnaturell oftmals die ersten Anzeichen, wenn der Säure-Basen-Haushalt aus dem Gleichgewicht geraten ist. Besonders eine schwache Leistung der Verdauungsdrüsen, die in der Folge nicht mehr ausreichend Verdauungssaft zur Verfügung stellen, ist bei Ihnen Symptom einer Säure-Basen-Störung. Gemüse sollten Sie am besten leicht gedünstet zu sich nehmen, möglichst in Form von Gemüsesuppen; Eintöpfe und Aufläufe sowie Salat sollten selten auf Ihrem Speiseplan stehen und dann am besten mittags, mit einer warmen Mahlzeit kombiniert. Vorsicht ist für Sie bei blähenden Lebensmitteln wie Kohl und Hülsenfrüchten und blähenden Kombinationen wie rohem Getreide und Obst geboten. Müsli und Frischkornbrei

INFO

Empfindungstypen sollten salzige und saure Gerichte wie z. B. Sauerkraut und Obstessig sowie süße Speisen wie z. B. Reis und Süßkartoffeln bevorzugen. Ungünstig sind die Geschmacksrichtungen scharf, bitter und herb sowie alles, was das Naturell leicht, trocken und kalt werden lässt.

sind für Ihren Magen-Darm-Trakt nur sehr schwer verdaulich, sie bilden Gärungssäuren im Darm. Erwärmen Sie das Getreide immer, weichen Sie es geschrotet abends ein und kombinieren Sie es mit ebenfalls leicht gewärmtem Obst und wärmenden Gewürzen wie Zimt, Ingwer und Kurkuma. Reines Vollkornbrot vertragen Sie auch schlecht; toasten Sie deshalb das Brot vor dem Verzehr, so wird es bekömmlicher. Sie können auch auf Mischbrot ausweichen.

Stoffwechsel

Sie haben einen sehr raschen Stoffwechsel. Wichtig ist, dass Sie Ihrem Körper gleichmäßig Energie aus der Nahrung zur Verfügung stellen. Wenn dies nicht gelingt, erschöpfen Sie relativ schnell. Raffinierte Kohlenhydrate wie Süßes, Backwaren und Limonaden werden bei Ihnen zu schnell in Energie umgewandelt. Die Energie kann nicht dauerhaft bereitgestellt werden, weil die wertvollen Vitamine und Mineralien über den Darm nicht optimal aufgenommen worden sind. Diese basenbildenden Vitalstoffe sind jedoch zur Verarbeitung des Zuckers notwendig. Aus diesem Grund neigen Sie zu Blässe, Unterzuckerung und niedrigem Blutdruck. Dies führt in der Regel zu Heißhunger auf Süßes, da der Blutzuckerspiegel rasch wieder abfällt. Sie wirken nervös und aufgedreht und ermüden auch nach kleinen Anstrengungen schnell. Durch die ständigen Zwischenmahlzeiten schwankt Ihr Blutzuckerspiegel enorm. Gesünder für Sie wären regelmäßige Mahlzeiten mit Kohlenhydraten wie Kartoffeln, Nudeln, Reis und Vollkornprodukten, mit denen Sie eine Unterzuckerung vermeiden. Insbesondere wertvolle Fette wie z. B. Olivenöl, Leinöl, Butter, Sahne und das Fett der Avocado sowie gesundes Eiweiß wirken sich auf den Blutzuckerspiegel ausgleichend aus. Eiweiß ist darüber hinaus für den Zellaufbau und die Zellregulation wichtig. Ihnen reichen kleine Eiweißmengen, wobei Geflügel und Fisch besser als Wurst und Schweinefleisch sind. Leicht verdaulich sind Frischkäsesorten und Hüttenkäse. Wenn Sie vegetarisch leben, essen Sie Mandel- und Sesammus, Kartoffeln und Ei sowie als Hülsenfrüchte nur leicht verdauliche rote Linsen und getoastetes Dinkelbrot. Verdünnen Sie Ihren Joghurt mit etwas Wasser, ebenso Quark, dann ist er für Sie bekömmlicher.

Gewicht

Was für viele ein ewiges Problem darstellt – das Gewicht konstant zu halten oder noch zu reduzieren –, bereitet Ihnen keinen Kummer – im Gegenteil. Sie haben aufgrund Ihres schnellen Stoffwechsels zwar kein Problem mit Übergewicht, doch droht Ihnen bei zu viel Stress, Sorgen und Kummer die Gefahr, zu dünn zu werden. Und das ist u. a. deswegen problematisch, weil Sie dadurch noch mehr frieren und noch weniger leistungsfähig sind. Ihr Nervensystem wird immer sensibler, Beschwerden wie Zittrigkeit, Nervosität, Schlaflosigkeit, schuppige und trockene Haut sowie Kopfschmerzen verstärken sich. Aus diesem Grund sind regelmäßige Mahlzeiten wichtig für Sie. Essen Sie zu jeder Mahlzeit wertvolle Kohlenhydrate in Form von Vollkornbrot, Getreideflocken, Getreidebrei, Kartoffeln, Nudeln, Reis, Möhren, Kürbis u. Ä. Zwischendurch sollten Sie immer einen Snack parat haben, beispielsweise einen Energieriegel, Bananen, Vollkornkekse, Nussschnitten, Nüsse, Buttermilch oder Joghurt. Wenn Sie der Empfindungs-Bewegungs-Mischtyp sind, sind die Zwischenmahlzeiten für Sie sogar unverzichtbar. Ein Empfindungsnaturell ist immer in Bewegung und muss dem rasch arbeitenden Stoffwechsel die verbrauchte Energie ständig wieder zuführen. In stressigen Phasen sollte eine Zwischenmahlzeit beim Empfindungsnaturell am besten warm sein. Denken Sie immer daran, dass Sie wärmende basische Lebensmittel und Speisen brauchen, um Ihren Säure-Basen-Haushalt im Gleichgewicht zu halten. Um Ihr Gewicht zu halten, benötigen Sie Fette in Form von Sahne, saurer Sahne, Crème fraîche u. Ä. sowie wertvolle Pflanzenöle wie Oliven- oder Sojaöl, die Sie zur Speisenzubereitung verwenden können. Damit Ihr Gewicht langfristig konstant bleibt, sollten Sie abends warm essen, am besten Kohlenhydrate kombiniert mit

Eiweiß. Kohlenhydrate sind Ihr »Superbenzin«, sie liefern schnell Energie. Solange Kohlenhydrate im Blut sind, wird Insulin ausgeschüttet, und die Fettverbrennung ist blockiert. Die höchste Insulinausschüttung erzeugt die Kombination Kohlenhydrate plus Eiweiß. Große Salatteller sind für Sie demnach abends nicht geeignet, da Sie sie nicht verdauen können. Genießen Sie stattdessen ein Nudelgericht mit einer Sahnesauce, ein Risotto mit Pilzen, Pellkartoffeln mit Kräuterquark und dazu gelegentlich etwas Geflügel oder Fisch. Warmes gedünstetes Gemüse als Gemüsepfanne, -suppe oder -auflauf schafft den basischen Ausgleich und sollte immer auf Ihrem Speiseplan stehen.

Entsäuerungstipps für das Empfindungsnaturell

1. Vitamin- und Mineralienstatus ausgleichen

Da die Aufnahme von wichtigen Aminosäuren, Vitaminen und Mineralien – hier besonders von Eisen, Kalzium, B-Vitaminen und Vitamin C – beim Empfindungsnaturell nicht optimal ist, sollten Sie ausgewogen essen und leicht verdauliche Speisen zu sich nehmen. Die Nährstoffmängel resultieren bei Ihnen aus der unregelmäßigen Verdauung. Sie nehmen zu wenig Nährstoffe aus dem Essen über den Darm in den Körper auf, da die Nahrung im Verdauungssystem nicht richtig aufgeschlossen wird. Zuckerreiche Lebensmittel wie Süßes, Backwaren und Limonade schwächen Ihren Darm, leicht gedünstete Speisen und frisch gepresste Säfte dagegen stärken Ihr Verdauungssystem. Bei Ihnen kann auch ein basisches Nahrungsergänzungsmittel den Mangel an wichtigen basischen Vitalstoffen ausgleichen.

2. Typbedingte Schwachstellen verbessern

Dadurch dass Sie über Jahre hinweg wahrscheinlich zu viel Zucker zu sich genommen haben, geraten Ihre Leber und Ihre Bauchspeicheldrüse in den Stress, die Gefäße frei zu halten. Besenreiser und Krampfadern sind die ersten Anzeichen, dass Ihre Gefäße eine intensivere Reinigung benötigen. Und der beste Reiniger für Ihre Gefäße ist Vitamin C. Ideal ist deshalb eine Kur mit frisch gepressten Säften, die Sie immer morgens trinken, beispielsweise Möhren-Apfel-Saft oder Sellerie-Möhren-Orangen-Saft. Frisch gepresste Säfte belasten den Darm nicht, sie werden leicht ins Blut aufgenommen und reinigen die Gefäße durch den hohen Enzymgehalt optimal.

3. Typgerecht entschlacken

Ein Empfindungsnaturell muss nicht entschlacken, um ein paar Kilo zu verlieren, denn das Gewicht ist bei diesem Typ immer im Normbereich. Die Entschlackung ist bei Ihnen wichtig, um den Dickdarm zu entlasten, zu reinigen und zu sanieren. Dies bringt Ihnen neue Power und Energie. Denn nach der Entschlackung werden die wertvollen Mineralien und Vitamine besser über den Darm ins Blut aufgenommen. Da Sie offen für alles sind, was Ihrer Gesundheit guttut, werden Sie sicherlich die folgenden Möglichkeiten der Entschlackung kinderleicht in Ihren Jahresplan einbauen können.

a) Wenn Ihre Darmprobleme zu groß werden, sollten Sie Ihren Darm sanieren und entlasten. Praktizieren Sie dann doch einfach konsequent unsere basische typgerechte Entsäuerungswoche für zu Hause. Die köstlichen basischen Rezepte auf den Karten bringen Ihr Naturell wieder ins Gleichgewicht, und Sie sanieren gewissermaßen nebenbei den gesamten Verdauungstrakt. Natürlich können Sie die basische Entsäuerungswoche auch einmal jährlich als Prophylaxe durchführen, um den Säure-Basen-Problemen vorzubeugen.

b) Als Entsäuerung ist das Suppenfasten ideal für Sie. Führen Sie ein- bis zweimal jährlich eine typgerechte Fastenkur als reines Suppenfasten durch (siehe S. 60). Suppen tun Ihrem Darm gut, sie wärmen den Körper und sorgen für einen ausgeglichenen Blutzuckerspiegel. Auch Ihre konstitutionsbedingten Beschwerden wie beispielsweise Kopfschmerzen und Migräne, Blähungen, Magenprobleme und trockene Haut werden durch das Suppenfasten erheblich verbessert, teilweise sogar ganz geheilt. Sie fühlen sich während der Fastenzeit durch die warmen Suppen vital und leistungsfähig.

c) Sie können auch regelmäßig einmal pro Woche Ihren Stoffwechsel entsäuern, indem Sie einen reinen Suppentag einlegen. Essen Sie an diesem Tag morgens eine schmackhafte Hafercremesuppe sowie mittags und abends je eine feine Gemüsesuppe. Sie können ruhig zwei bis drei Teller Suppe pro Mahlzeit essen, so viel, bis Sie satt sind. Wie Sie bereits wissen, sind die warmen Gemüsesuppen ideal, um Ihren schwachen Magen-Darm-Trakt zu entlasten. Gleichzeitig wärmen die Suppen Ihren kalten Stoffwechsel.

4. Entsäuern durch Bewegung

Sie sind ein Ästhet und mögen die Schönheit der Bewegung. Ihr graziler, feingliedriger Körper ist gelenkig und erlaubt Sportarten wie Ballett, Tanz, Reiten, Gymnastik, Yoga, Qigong u. Ä. Die Bewegung stellt für Sie den idealen Ausgleich zum stressigen Alltag dar. Lassen Sie sich diese Auszeiten nicht nehmen. Durch Ihr stark ausgeprägtes Harmoniebedürfnis kümmern Sie sich im Alltag immer erst um andere Menschen und stellen Ihre eigenen Bedürfnisse zurück. Die regelmäßige Bewegung entsäuert Ihren Stoffwechsel und hilft nicht nur, Ihren Akku aufzuladen, sondern streichelt auch Ihre Seele. Ausdauersportarten sind für Sie dagegen nicht so gut geeignet.

5. Darmsanierung – Darmentgiftung

Sie sind der »Darmtyp«, d. h., in der Regel ist der Dickdarm Ihre konstitutionsbedingte Schwachstelle. Dies äußert sich u. a. in Verstopfung, Blähungen, Druckgefühlen, Krampfadern und Kopfschmerzen. Falls Sie akute Darmprobleme haben – etwa durch zu reichlichen Konsum von Süßigkeiten oder auch durch Ärger und Stress –, sollten Sie alle Speisen nur gedünstet oder erhitzt zu sich nehmen. Besorgen Sie sich weiterhin wärmende Gewürze wie Ingwer, Kurkuma, Kardamom, Curry, schwarzen Pfeffer, Zimt und Kreuzkümmel, mit denen Sie die Speisen würzen. Zu

Ernährungstipps für das Empfindungsnaturell

Für das Empfindungsnaturell zu empfehlen

Gemüse und Salate Diese Lebensmittel vertragen Sie im rohen Zustand eher schlecht, weshalb Sie sie nur leicht gedünstet und warm verzehren sollten, etwa als Gemüsesuppen, -eintöpfe und -aufläufe. Rohe Salate sollten Sie nur in kleinen Mengen, am besten mittags als Beilage zu einer warmen Mahlzeit zu sich nehmen. Geeignet sind Paprika, Möhren, Zucchini, Kürbis, Spinat, Rote Bete, gekochte Tomaten, Fenchel, Spargel, Avocado, Knoblauch und pflanzliche Brotaufstriche statt Wurst oder Käse.

Kartoffeln Als Pell-, Folien- oder Backkartoffeln; machen satt

Obst Alle süßen und sauren Sorten in reifem Zustand eignen sich ideal als Zwischenmahlzeit: Bananen, Äpfel, Birnen, Zitronen, Orangen, Grapefruit, Pfirsiche, Aprikosen, Erdbeeren, Himbeeren, Mangos, Papayas, Kirschen, Ananas; nicht empfehlenswert sind sie in der kalten Jahreszeit und bei Darmproblemen.

Säfte Frisch gepresste Obst- und Gemüsesäfte sind besonders leicht verdaulich.

Nüsse und Samen Mandeln, Cashewkerne, Haselnüsse, Kürbiskerne, Sonnenblumenkerne – ideal auch als Nussmus, z. B. als Brotaufstrich

Getreide Alle gekochten Getreidesorten, Brot als Mischbrot oder Dinkelbrot (Vorsicht ist bei schwerem Vollkornbrot geboten, besser ist Brot aus Mehl Type 1050), süße oder herzhafte Nudel-, Hirse- und Reisgerichte, Dinkel, Hirse, Weizen, Reis wie z. B. Basmatireis oder Vollkornreis, Hafer und Gerste; vorsichtig sollten Sie auch mit rohem Getreide sein, dies wird meist sehr schlecht vertragen.

Kräuter und Gewürze Süße und wärmende Kräuter bevorzugen, z. B.: Basilikum, Oregano, Salbei, Thymian, Ingwer, Kardamom, ▸

Koriander, Muskatnuss, Kreuzkümmel, schwarzer Pfeffer, Anis, Zimt, Nelken

Milchprodukte Butter, Sahne, Crème fraîche, Sauerrahm, Frischkäse, mit Wasser verdünnter Joghurt, Quark mit Leinöl und Kräutern

Fleisch In kleineren Mengen sind weißes Fleisch, Geflügel und Fisch empfehlenswert.

Fette und Öle Alle kalt gepressten Öle und Fette, z. B. Olivenöl, Sonnenblumenöl (in Maßen), Kürbiskernöl, Leinöl

Natürliche Süßungsmittel Ahornsirup, Birnendicksaft, Zucker-rübensirup, Ayurveda-Zucker, Vollrohrzucker, Honig (in geringen Mengen, er wirkt trocknend)

Getränke Warme Getränke bevorzugen; trinken Sie pro Kilo-gramm Körpergewicht 20 Milliliter warmes Wasser oder Wasser, das Sie mit Ingwerstücken aufgekocht haben.

Das sollten Empfindungsnaturelle reduzieren

- Rohes Gemüse und Salate, Obst im Winter, unreifes Obst
- Blähende Lebensmittel, bittere, herbe und scharfe Speisen, kalte Getränke und kalte Speisen, ungekochtes, rohes Getreide wie z. B. Frischkornmüsli
- Alle Kohlsorten wie etwa Blumenkohl, Rosenkohl, Brokkoli, Weiß- und Rotkohl
- Rohe und gekochte Zwiebeln, Porree, Erbsen, Bohnen, Erd-nüsse, Sojaprodukte, Rettich, Radieschen, Paprika, Chili, rohe Tomaten und Gurken (kühlen den Körper aus)
- Trockenfrüchte (nur in Wasser eingeweicht verzehren)
- Rind- und Schweinefleisch, Wurst
- Weißer Zucker, Limonade, Süßigkeiten, Backwaren, Alkohol, Kaffee, Schokolade

empfehlen ist auch einmal jährlich eine Darmsanierung. Hier wird vorab Stuhl in ein Fachlabor geschickt, um die Situation Ihrer Darmflora, der Darmschleimhaut und weiterer Verdauungsparameter genau beurteilen zu können. Danach erhalten Sie eine Empfehlung mit biologischen Darmpräparaten, um den Magen-Darm-Trakt zu stärken. Die entsprechenden Versandtaschen können Sie unter www.typfasten.de anfordern. Oder Sie sprechen mit Ihrem Hausarzt über eine solche Maßnahme.

6. Omega-3-Fettsäuren

Nehmen Sie täglich 2 bis 4 Esslöffel Leinöl zu sich, beispielsweise mit Joghurt oder Quark vermischt. Die darin enthaltenen wertvollen mehrfach ungesättigten Omega-3-Fettsäuren wärmen Ihren Stoffwechsel. Sie können das Leinöl auch Säften, Salaten oder Gemüse zufügen. Die wertvollen Fettsäuren tragen außerdem dazu bei, Ihr Gewicht zu stabilisieren; sie sorgen für eine schöne Haut und stärken Ihr Herz sowie Ihre Darmschleimhaut.

7. Entsäuern durch Flüssigkeit

Trinken Sie warmes Wasser über den Tag verteilt, besonders im Winter. Sie können auch Wasser mit ein paar Ingwerscheiben aufkochen und etwas ziehen lassen. Trinken Sie das Ingwerwasser noch warm. Ingwer hat neben der wärmenden auch eine blutreinigende und darmregulierende Wirkung, er gleicht also Ihre typbedingten Schwachstellen optimal aus. Für Ihren schlanken Körper mit wenig Gewicht reichen in der Regel 1,5 Liter Wasser ohne Kohlensäure pro Tag. Aber auch für Sie gilt die Grundregel, pro Kilogramm Körpergewicht 20 Milliliter Wasser täglich zu trinken.

8. Basische Nahrungsergänzung

Sie können zeitweise oder dauerhaft ein gut verträgliches Nahrungsergänzungsmittel einnehmen. Sehr gut verträglich und leicht vom Darm aufzunehmen sind beispielsweise basische Enzym-Hefe-Präparate. Zu empfehlen ist der Zelloxygen-Immunkomplex, ein Enzym-Hefe-Präparat, das alle von Ihnen benötigten Vitamine, Mineralien und Spurenelemente sowie zudem wertvolle Aminosäuren für Ihr Nervensystem enthält. Einmal jährlich ist eine Kur mit einem biologischen, gut verträglichen Nahrungsergänzungsmittel sinnvoll und angebracht. Besonders dann, wenn Ihre Fingernägel brüchig sind, Ihr Haare dünn werden und ausfallen und Sie sich müde, ausgebrannt und nervös fühlen. Solange Sie diese typischen Vata-Symptome aufweisen, sollten Sie Ihrem Stoffwechsel mit einem Nahrungsergänzungsmittel die dringend benötigten basischen Vitalstoffe zuführen. Weitere Informationen sowie Bezugsquellen finden Sie im Internet unter www.fasten-shop.de.

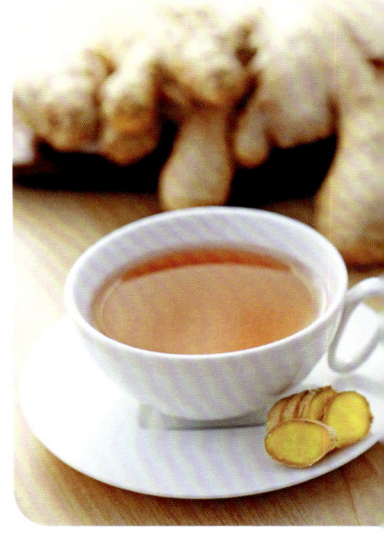

Warmes Ingwerwasser stärkt das Empfindungsnaturell.

Typgerechte Lebensweise für das Empfindungsnaturell

Sie denken pausenlos nach, Sie überlegen und grübeln. Sie neigen zu Energieschüben und überanstrengen sich unversehens vor lauter Begeisterung, da Sie nur wenige Energiereserven haben.

■ Achten Sie auf einen regelmäßigen Tagesrhythmus, d. h. regelmäßige Mahlzeiten, genügend Pausen und frühes Zubettgehen. Meiden Sie Stress und Hektik und nehmen Sie sich Zeit für sich. Fördern Sie auch Ihr weniger stark ausgeprägtes Ruheempfinden.

■ Beschäftigen Sie sich nicht mit zu vielen Dingen gleichzeitig, sondern versuchen Sie, Ihre Energie zu bündeln und eine Sache nach der anderen zu erledigen.

- Gehen Sie behutsam mit sich um, achten Sie auf eine freundliche, warme Umgebung. Sie brauchen ein »warmes Nest«, ein schönes Zuhause um sich herum; Stress trägt besonders zur Übersäuerung bei.
- Umgeben Sie sich mit lieben, freundlichen Menschen, die Ihnen wohlgesinnt sind. Unfreundliche Menschen rauben Ihre Energie.
- Wählen Sie einen Beruf, der Ihnen Spaß macht. Das ist zwar für alle Naturelle wichtig, besonders aber für das Empfindungsnaturell, da dieser Typ sehr stark unter einer unglücklichen Berufswahl leidet. Sie sind künstlerisch, musisch und kreativ und sozial stark engagiert.
- Sie können schlecht Nein sagen. Versuchen Sie, dies in kleinen Schritten zu ändern. Das spart Ihnen viel Energie.
- Versuchen Sie, Konfliktsituationen möglichst rasch zu lösen, da Sie sehr empfindsam sind und diese Sie sonst zu stark belasten.
- Sie neigen dazu, aus kleinen Problemen ganz große werden zu lassen. Dies kostet Sie natürlich sehr viel Kraft. Überlegen Sie deshalb, wie viel Sorgen sich wirklich lohnen. Probleme gehören zum Leben. Nur Sie alleine entscheiden über die Gewichtung, die Sie den Dingen geben. Meist lohnt sich im Nachhinein die ganze Aufregung nicht. Versuchen Sie, aus Fehlern zu lernen.
- Achten und leben Sie auch verstärkt die kleinen und schönen Dinge im Leben. Machen Sie einen Spaziergang, hören Sie entspannende Musik oder lesen Sie ein gutes Buch.
- Gönnen Sie sich sanfte manuelle Therapien wie z. B. Massagen oder andere Entspannungsverfahren. Autogenes Training und die Muskelentspannung nach Jacobson eignen sich gut für Sie, am besten 15 bis 30 Minuten täglich. Starke mechanische Reize sollten Sie meiden.
- Zu den für Sie idealen Sport- und Erholungsarten gehören Tanzen, Spaziergänge, Radfahren, Wandern, Schwimmen, Sauna und Dampfbad; Ausdauersport sollten Sie nur mäßig betreiben, etwa zwei- bis dreimal pro Woche für 20 bis 30 Minuten.
- Als Entgiftungs- und Entschlackungskur sind Suppenfastenwochen ein- bis zweimal im Jahr hervorragend geeignet.

Mischnaturelle des einen oder anderen Typs

Neben den drei bislang vorgestellten Naturellen gibt es noch die Mischtypen. Sie vereinen in der Regel zwei Naturelle in sich und stehen demnach abwechselnd oder gleichzeitig unter dem Einfluss des einen oder anderen Typs.

Wenn Sie ein Mischtyp sind, lesen Sie bitte die Auswertungen Ihrer beiden Haupttypen (siehe S. 14f.). Auch hier gibt es individuelle typgerechte Empfehlungen zur Ernährung und zur Lebensweise.

■ Ernährungs-Bewegungs-Typen haben einen schnelleren Stoffwechsel als das reine Ernährungsnaturell; sie haben einen starken Darm und einen gesegneten Appetit.

■ Ernährungs-Empfindungs-Typen sind langsam und gemütlich; sie haben einen schwächeren Darm und nehmen leicht an Gewicht zu.

■ Das Bewegungs-Empfindungs-Naturell hat einen sehr raschen Stoffwechsel; es muss ständig mit Energie aus der Nahrung versorgt werden.

■ Beim Bewegungs-Ernährungs-Naturell ist der Stoffwechsel natürlich langsamer, sodass schwere, fetthaltige Kost reduziert werden sollte.

■ Für Mischnaturelle mit dem Schwerpunkt Empfindungsnaturell – viele Punkte beim Empfindungsnaturell, jedoch etwas weniger bei einem der anderen beiden Naturelle – gelten die jeweiligen Empfehlungen für das Empfindungsnaturell.

Bei den Rezepten können Sie sowohl die Rezepte für das eine als auch für das andere Naturell auswählen. Falls Sie unsicher sind, welche Ernährung Sie bei einem Mischtyp praktizieren sollen, halten Sie sich an folgende Faustregel: Versuchen Sie immer, Ihren Magen-Darm-Trakt zu stärken. Wenn Sie z. B. ein Bewegungs-Empfindungs-Naturell mit großen Magen-Darm-Problemen sind, orientieren Sie sich an der Entsäuerung für das Empfindungsnaturell.

Typgerechte
Fastenwoche

Möchten Sie sich schnell vitaler und leistungsfähiger fühlen, ganz nebenbei ein paar Kilo Gewicht verlieren und das möglichst in einer Woche? Sie
glauben, das sei doch nicht möglich in solch kurzer Zeit? Doch in der Tat:
Es gibt kein effektiveres Verfahren als das Fasten, um Körper, Geist und
Seele zu entgiften, zu regenerieren und neue Energie zu tanken.

Jeder fastet anders

Unter Fasten versteht man den freiwilligen Verzicht auf feste Nahrungsmittel sowie auf Genussmittel für eine bestimmte Zeit. In unserem Fasten-
zentrum ist das Fasten von einem intensiven Bewegungs- und Entsäue-
rungsprogramm begleitet. Wir sind der Überzeugung, dass Fasten allen
Menschen Spaß machen kann und soll. Jeder kann sich bereits während
der Fastenzeit wohl und vital fühlen. Der Schlüssel dazu ist die richtige
individuelle Fastenart: Denn ein Ernährungsnaturell beispielsweise entschlackt durch seinen trägen Stoffwechsel ganz anders als Bewegungs-
oder Empfindungsnaturelle. Alleiniges Heilfasten – d. h. das Säftefasten
– ist heute nicht mehr zeitgemäß.

Seinem Naturell entsprechend fasten

Typgerechtes Fasten ist eine Weiterentwicklung des klassischen Heil-
fastens und bedeutet, dass Sie entsprechend Ihrem persönlichen Naturell mit Säften, mit Früchten oder mit Gemüsesuppen entschlacken können. Dies alles wird mit ausreichend Wasser, Tee, Brottrunk und täglicher
Bewegung kombiniert. Entscheidend bei allen drei Fastenformen ist es,
die Ausscheidungsorgane des Körpers – Leber, Nieren, Darm, Lymph-
bahnen, Haut und Lunge – in der Fastenzeit täglich ganz gezielt zu unter-

stützen, damit die Schlacken optimal ausgeschieden werden können. Zu diesen unterstützenden Maßnahmen gehören z. B. Leberwickel, Bewegung und Einläufe ebenso wie wohltuende Massagen und Entspannungsverfahren. Jeden Tag sollten drei Liter Flüssigkeit in Form von kohlensäurefreiem Wasser oder Tee getrunken werden. Fasten ist eine intensive Entsäuerung und sollte ein- bis zweimal jährlich je eine Woche durchgeführt werden. So stärken Sie Ihr Immunsystem, entsäuern Ihren Körper und reinigen, sanieren und schonen Ihren Magen-Darm-Trakt. Der Stoffwechsel scheidet in der Fastenzeit alles »Kranke« aus. Durch die Regeneration finden wichtige Heilreaktionen statt. Jede Religion hat das Fasten zu einem Grundelement ihrer Lehre erklärt; denken Sie beispiels-

---

INFO

Typgerechtes Fasten nach Moll

Vorteile

1. Individuelle Entgiftung

2. Keine Fastenkrisen wie z. B. Kreislaufbeschwerden, Unterzuckerung, Frieren

3. Vitalität während der gesamten Fastenzeit

4. Auch für schlanke Personen geeignet

5. Grundlegende Darmreinigung

6. Längere Entgiftungszeiten möglich

7. Individuelle Regulierung des Säure-Basen-Haushalts

Wirkungen

1. Bringt neue Vitalität und Lebensfreude

2. Optimal individuell entgiften, entsäuern, entschlacken

3. Hilft bei Magen-Darm-Problemen wie etwa Blähungen, Verstopfung, Darmpilzen

4. Hilft bei Hautproblemen wie Akne, Neurodermitis, Zellulite

5. Hilft bei rheumatischen Erkrankungen, Allergien, Kopfschmerzen, Herz-Kreislauf-Beschwerden

6. Senkt erhöhten Blutdruck und Cholesterinwerte, verbessert nachweislich die Blutwerte

7. Hilft bei Atemwegserkrankungen wie Asthma, Bronchitis

8. Hilft bei Entzündungen jeder Art wie Magen-, Gelenk-, Blasenentzündungen

9. Gewichtsverlust bis zu sechs Kilogramm pro Woche, lang anhaltend

weise an die christliche Fastenzeit von Aschermittwoch bis Karfreitag. Das Fasten ist seit der Antike bekannt und hat heute seinen festen Platz in der Therapie und Prophylaxe von Übersäuerungskrankheiten.

Säftefasten für das Ernährungsnaturell

Bei dieser Fastenform werden frisch gepresste Säfte, Kräutertees, frische Gemüsebrühe und Quellwasser getrunken. Säftefasten eignet sich hervorragend als Gesundheitsprophylaxe für Menschen, die sich fit und vital fühlen. Zur Revitalisierung von Übersäuerungskrankheiten ist es ideal für Personen mit normalem bis starkem Körperbau und für übergewichtige Personen. Menschen, die hinsichtlich ihrer Konstitution kräftig und vital sind, bringen durch dieses Entgiftungsverfahren ihren Körper ohne Probleme wieder »in seine Mitte«.

Es sind in erster Linie die Ernährungsnaturelle, die hervorragend für das reine Säftefasten geeignet sind. Sie sind die idealen Fastentypen, Entschlackung in jeder Form ist für ihren Stoffwechsel enorm wichtig. Ihre stabile, starke Grundkonstitution ermöglicht es ihnen, eine längere Zeit auf Essen zu verzichten. Sie fühlen sich beim reinen Säftefasten ausgesprochen wohl und verlieren dazu in einer Woche bis zu sechs Kilogramm an Gewicht – ohne zu hungern.

Früchtefasten für das Bewegungsnaturell

Beim Früchtefasten wird wasserhaltiges und enzymhaltiges Obst, aber auch Fruchtgemüse wie z. B. Tomaten, Gurken und Zucchini verzehrt, um den Körper optimal zu entgiften. Durch das sonnengereifte Obst werden zusätzlich Vitamine, Mineralien und Enzyme zugeführt, die den Körper in der Entgiftung unterstützen. Der Wassergehalt von Obst und Fruchtgemüse liegt fast immer bei über 90 Prozent des Gewichts, sodass mit dieser Nahrung die Ausscheidung der Körpersäfte über die Nieren optimal unterstützt werden kann. Und so funktioniert's: Sie essen morgens einen bunten Früchteteller – idealerweise mit nur wenigen sauren Früchten –, also beispielsweise mit Mango, Papaya, Melone, Banane, Trauben, Birne, Aprikose u. Ä. Mittags gibt es wieder einen Früchteteller, auf dem auch einige saure Früchte sein können, z. B. Grapefruit, Orangen, Kiwis. Abends genießen Sie einen Gemüseteller, z. B. mit Tomate, Gurke, Paprika, Zucchini und Pilzen, dazu gibt es einen Avocadodip. Das Schöne am Früchtefasten ist, dass Sie auf das Essen nicht verzichten müssen, auch zwischendurch können Sie leckere sonnengereifte Früchte verspeisen. Voraussetzung für die Durchführung einer Früchtefastenwoche ist eine starke Verdauungskraft. Diese Fastenart ist ungeeignet für Personen mit massiven Darmproblemen wie beispielsweise Durchfall, breiigem Stuhl und erhöhter Magensäure. In diesen Fällen empfiehlt sich unser Joker-Suppenfasten (mehr dazu im Kasten unten).

Das Früchtefasten zum Entschlacken und Entsäuern eignet sich besonders für mittelgroße bis große Personen mit einem sportlichen, muskulösen Körperbau. Diese Bewegungsnaturelle fühlen sich während der Früchtefastenwoche vital und voller Energie. Durch ihre starke Verdauungsleistung können Bewegungstypen selbst große Rohkostmengen

---

INFO

Joker-Fasten – Suppenfasten

Das Suppenfasten bringt jeden übersäuerten Stoffwechsel wieder ins Gleichgewicht. Die warmen Suppen wärmen z. B. den eher kalten Stoffwechsel des Ernährungsnaturells und sanieren den Darm. Besonders in der kälteren Jahreszeit ist dieses Fasten auch für das Ernährungsnaturell ideal. Für das Bewegungsnaturell eignen sich die warmen Suppen insbesondere dann, wenn bereits Darmprobleme bestehen. Und falls Sie zum ersten Mal fasten, egal welches Naturell Sie sind, so starten Sie am besten mit Suppenfasten; Sie fühlen sich nach einer Woche intensiv entschlackt, vital und voller Power.

problemlos vertragen. Ihr Stoffwechsel funktioniert immer tadellos, der Körper ist gut durchblutet und hat eine optimale Temperatur, weshalb die kalten Früchte sehr gut geeignet sind.

Suppenfasten für das Empfindungsnaturell

Das Suppenfasten stellt die dritte hervorragende Möglichkeit dar, den Körper auf sanfte und schonende Art und Weise von seinen Schlacken und Giften zu befreien. Suppenfasten besteht morgens aus schmackhafter Hafercremesuppe sowie mittags und abends aus verschiedenen pürierten feinen Gemüsesuppen – beispielsweise aus Zucchinisuppe, Tomatensuppe oder Kürbissuppe. Dies fördert die Entgiftung ideal, da rotes, grünes und gelbes Gemüse alle dafür benötigten sekundären Pflanzeninhaltsstoffe, Enzyme, Mineralien und Vitamine enthält. Ergänzend gibt es als Getränke Säfte, Tee und Wasser, was die intensive Entgiftung unterstützt.

Das Suppenfasten eignet sich besonders für kleine und zierliche Personen mit wenig Gewicht, also für Empfindungsnaturelle. Die Suppen erwärmen den Körper und reinigen den sensiblen, schwachen Darm der Vata-Typen sehr gut. Der Empfindungstyp fühlt sich beim Suppenfasten richtig wohl und hat schon nach ein paar Tagen das Gefühl, Bäume ausreißen zu können.

Gut verträglich ist diese Fastenart auch für Menschen mit starken Magen-Darm-Problemen, etwa nach Operationen und langer Medikamenteneinnahme, aber auch bei altersbedingter Darmschwäche.

Fastenmöglichkeiten für Mischnaturelle

Für den Ernährungs-Bewegungs-Typ sind alle drei Fastenformen möglich, ebenso für den Ernährungs-Empfindungs-Typ. Alle Arten bringen für diese Naturelle eine gleichermaßen intensive Entsäuerung. Für den Bewegungs-Empfindungs-Typ empfiehlt sich entweder Suppen- oder

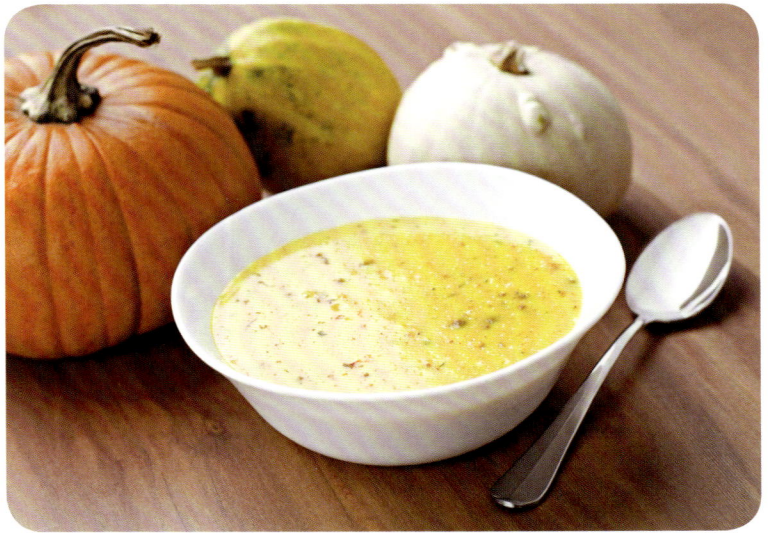

Das Fasten insbesondere mit Gemüsesuppen entsäuert den Vata-Typ optimal.

Früchtefasten, denn diese Menschen brauchen auch im Fasten etwas Substanz – ihr schneller Stoffwechsel verbraucht viel Energie, und ohne eine mäßige Energiezufuhr würden sie zu schnell abmagern.

Fasten – Hausputz für Körper und Seele

Wenn Sie die Informationen über das typgerechte Fasten noch vertiefen möchten, so können Sie im Internet unter www.typfasten.de einen umfangreichen Test hinsichtlich Ihres individuellen Fastentyps durchführen. Unsere Fastenden fühlen sich vital und leistungsfähig, sie tanken Energie und betrachten die Fastenwoche nicht als Verzicht, sondern als gesundheitlichen und persönlichen Gewinn. Jeder Mensch hat die Möglichkeit, ein- bis zweimal jährlich einen körperlich-seelischen Hausputz zu machen und kann mit Spaß und Freude individuell und effektiv entgiften. Planen Sie z. B. eine Fastenwoche ein, wenn auch die Natur sich verändert und reinigt, also im Frühjahr und im Herbst.

Register

Adressen

Ralf Moll Fastenseminare – typgerechtes Fastenwandern

Das Fastenwanderzentrum bietet einzigartig Suppen-, Früchte- und Saftfasten als typgerechte Fastenwanderseminare ganzjährig im Schwarzwald, in der Toskana und auf La Palma (Kanarische Inseln) an. www.typfasten.de und www.Ralf-Moll.de

Vitalife-Versand

Säure-Basen-Produkte wie z. B. säurearmer Kaffee, Ayurveda-Zucker, Chlorella-Alge, Zelloxygen-Immunkomplex, Pfiffikus-Gemüsebrühe, hochwertige Bio-Öle. www.fasten-shop.de, www.gourmet-öle.de und www.ölwechsel-in-der-küche.de

Seminarhaus Birkhalde

Typgerecht entsäuern – basische Ernährungswochen als Asia-Energiewochen mit Yoga, Qigong, Wandern und entschlackender Ayurveda-Küche, www.typfasten.de

Birkhaldenstr. 29 | D-72172 Sulz am Neckar
Tel.: +49 (0)7454 92790 | Fax: +49 (0)7454 92791
E-Mail: info@typfasten.de

Impressum

Über den Autor

Ralf Moll (Dipl.-Oecotrophologe) führt seit 1996 als Begründer des Typfastens in seinem Fastenwanderzentrum im Schwarzwald, in der Toskana und auf La Palma individuelle Fastenwochen durch. Als Autor und Referent gibt er regelmäßig sein Wissen weiter. Er ist Mitglied der Ärztegesellschaft Heilfasten und Ernährung e. V.

Bildnachweis

Cover Jump/Kristiane Vey

Buch Imagesource: 2 (CDIS071); Shutterstock: 38 (Jiri Hera), 27 (Piotr Marcinski), 3 (Steven Paul Pepper), 22 (Olga Sapegina), 31 (Denise Torres), 43 (Simone Voigt), 53 (matka_Wariatka), 61 (DUSAN ZIDAR); Südwest Verlag: 34 (Klaus Arras)

Rezeptkarten Alle Bilder von Antje Plewinski, mit Ausnahme von: Südwest Verlag, München: Apfelsauerkraut m. Salzkartoffeln (Dirk Albrecht), Reissuppe m. Banane, Spargelsuppe, Brokkoli-Blumenkohl-Suppe (Klaus Arras), Frischkornbrei (Barbara Bonisolli), Grießbrei m. Nussmus (Michael Brauner), Erbsensuppe m. Croûtons (CMA/ Studio A 63 Schilling & Schmitz), Kürbis-Möhren-Suppe, Flockenmüsli (Rainer Hofmann), Buttertoast m. Knoblauchbrühe (Michael Holz), Zucchinisuppe (Ulrich Kerth), Bohneneintopf (Karl Newedel), Müslidrink (Amos Schliack), Süßer Reis, Rohkost m. Dip (Rolf Seiffe), Obstsalat m. Fruchtsauce (Food Centrale/R.Seiffe), Dinkelnudeln m. Brokkoli u. Kürbis (Martina Urban), Mango-Möhren-Saft (Felix Holzer)

Hinweis

Das vorliegende Buch ist sorgfältig erarbeitet worden. Dennoch erfolgen alle Angaben ohne Gewähr. Weder Autor noch Verlag können für eventuelle Nachteile oder Schäden, die aus den im Buch gegebenen Hinweisen resultieren, eine Haftung übernehmen.

© 2011 by Südwest Verlag, einem Unternehmen der Verlagsgruppe Random House GmbH, 81673 München

Redaktionsleitung Susanne Kirstein
Projektleitung Sonia Gembus
Redaktion Dr. Ulrike Kretschmer
Layout, Projektrealisation v*büro – Jan-Dirk Hansen
Bildredaktion Martina Fuchs
Korrektorat Susanne Langer
Litho Artilitho snc, Lavis (Trento)
Druck und Verarbeitung Anpak Printing Ltd., Hongkong

Printed in China

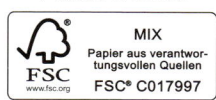

Das für dieses Buch verwendete Papier ist FSC ®-zertifiziert.

ISBN 978-3-517-08738-2
817 2635 4453 6271